Heilen mit Symbolen

Petra Neumayer & Roswitha Stark

Heilen mit Symbolen

Die 64 wichtigsten Heilzeichen

Haben Sie Fragen an den Verlag?
Anregungen zum Buch?
Erfahrungen, die Sie mit anderen teilen möchten?

Besuchen Sie unsere sozialen Netzwerke:
www.mankau-verlag.de

mankau

Bibliografische Information der Deutschen Nationalbibliothek
Die Deutsche Nationalbibliothek verzeichnet diese Publikation in der Deutschen Nationalbibliografie; detaillierte bibliografische Daten sind im Internet über http://dnb.d-nb.de abrufbar.

Petra Neumayer & Roswitha Stark
Heilen mit Symbolen
Die 64 wichtigsten Heilzeichen
18 Strichcodes der Neuen Homöopathie • 18 Symbole aus der Heiligen Geometrie • 28 Heilsymbole aus aller Welt

ISBN 978-3-86374-336-9
9. aktual. Aufl. 2025 (1 2 3 4 5 6 7 8 · 12 12 14 16 18 20 22 24)

Mankau Verlag GmbH
Pfarrgasse 1 • D-82497 Unterammergau
kontakt@mankau-verlag.de
Soziale Netzwerke: www.mankau-verlag.de/forum

Lektorat: Dr. Thomas Wolf, MetaLexis
Endkorrektorat: Susanne Langer M. A., Traunstein
Gestaltung: Sebastian Herzig, Mankau Verlag GmbH
Abbildungen/Fotos: Mankau Verlag GmbH,
außer Seiten 8/9 (Colourbox.de); 26, 31 (Petra Neumayer);
36/37 (PixyNL - Fotolia.com);
168 (oben: privat; unten: Mathis Beutel Fotografie)

Druck: Druckerei C. H. Beck, Nördlingen

FSC www.fsc.org
MIX
Papier | Fördert gute Waldnutzung
FSC® C019821

Wichtiger Hinweis des Verlags:
Die Autorinnen haben bei der Erstellung dieses Buches Informationen und Ratschläge mit Sorgfalt recherchiert und geprüft, dennoch erfolgen alle Angaben ohne Gewähr; Verlag und Autorinnen können keinerlei Haftung für etwaige Schäden oder Nachteile übernehmen, die sich aus der praktischen Umsetzung der in diesem Buch dargestellten Inhalte ergeben. Bitte respektieren Sie die Grenzen der Selbstbehandlung und suchen Sie bei Erkrankungen einen erfahrenen Arzt oder Heilpraktiker auf.

Inhalt

Über dieses Buch

Als wir im Jahr 2010 das Kartenset „Medizin zum Aufmalen" mit 64 Heilsymbolen veröffentlichten, ahnten wir noch nicht, welchen Zuspruch dieses Hilfsmittel für die energetische Heilarbeit alsbald bekommen würde. Jetzt, im Sommer 2025, sind wir Autorinnen dabei, die 9. Auflage dieses Longsellers zu bearbeiten! Viele Leser nutzten die Karten als Ergänzung zu den Büchern oder einfach intuitiv, indem sie ab und zu eine Karte zu bestimmten körperlichen oder seelischen Themen zogen, sich die innewohnende Information auf Wasser übertrugen oder die Karte(n) auf den Körper legten, um zu fühlen, was denn die Botschaft sei. Etwas überrascht waren wir selbst über die durchweg begeisterten Feedbacks, was die Karten bei den Anwendern so alles bewirkten: Körperliche und emotionale Zustände besserten sich spürbar, und auch bei Tieren, die sich nicht einfach à la Placeboeffekt etwas „einbilden" konnten, waren viele positive Effekte zu beobachten. So erhielten wir zahlreiche Berichte über die Wirkungen, aber auch immer wieder Anfragen bzw. Wünsche, etwas mehr über die dargestellten Symbole zu erfahren. Mit vorliegendem Buch sind wir diesem Anliegen gerne nachgekommen. Es beschreibt die 64 essenziellen Symbole aus der Informationsmedizin und ist analog zum Kartenset in drei Symbolwelten unterteilt:

- → Strichcodes der Neuen Homöopathie
- → Symbole der Heiligen Geometrie
- → Symbole aus aller Welt

Hier können Sie nun zu „Ihrem" Symbol Hintergründe und eine Seelenbotschaft nachlesen und dabei selbst erspüren, was Ihnen dieses Symbol in Ihrer Angelegenheit mitteilen möchte. Das Kartenset brauchen Sie dazu nicht unbedingt zu besitzen, Sie können auch einfach nur mit diesem Buch arbeiten, indem Sie zum Beispiel zu einer aktuellen Fragestellung eine Seite aufschlagen.

Es gibt viele Möglichkeiten, die Kraft der Symbole für den Alltag und in der therapeutischen Arbeit zu nutzen. Und so machen wir Ihnen im Folgenden viele Vorschläge und empfehlen Ihnen: Probieren Sie einfach aus, was Ihnen am besten gefällt, beobachten Sie die Wirkung und haben Sie einfach Spaß daran!

Petra Neumayer und Roswitha Stark
im Oktober 2025

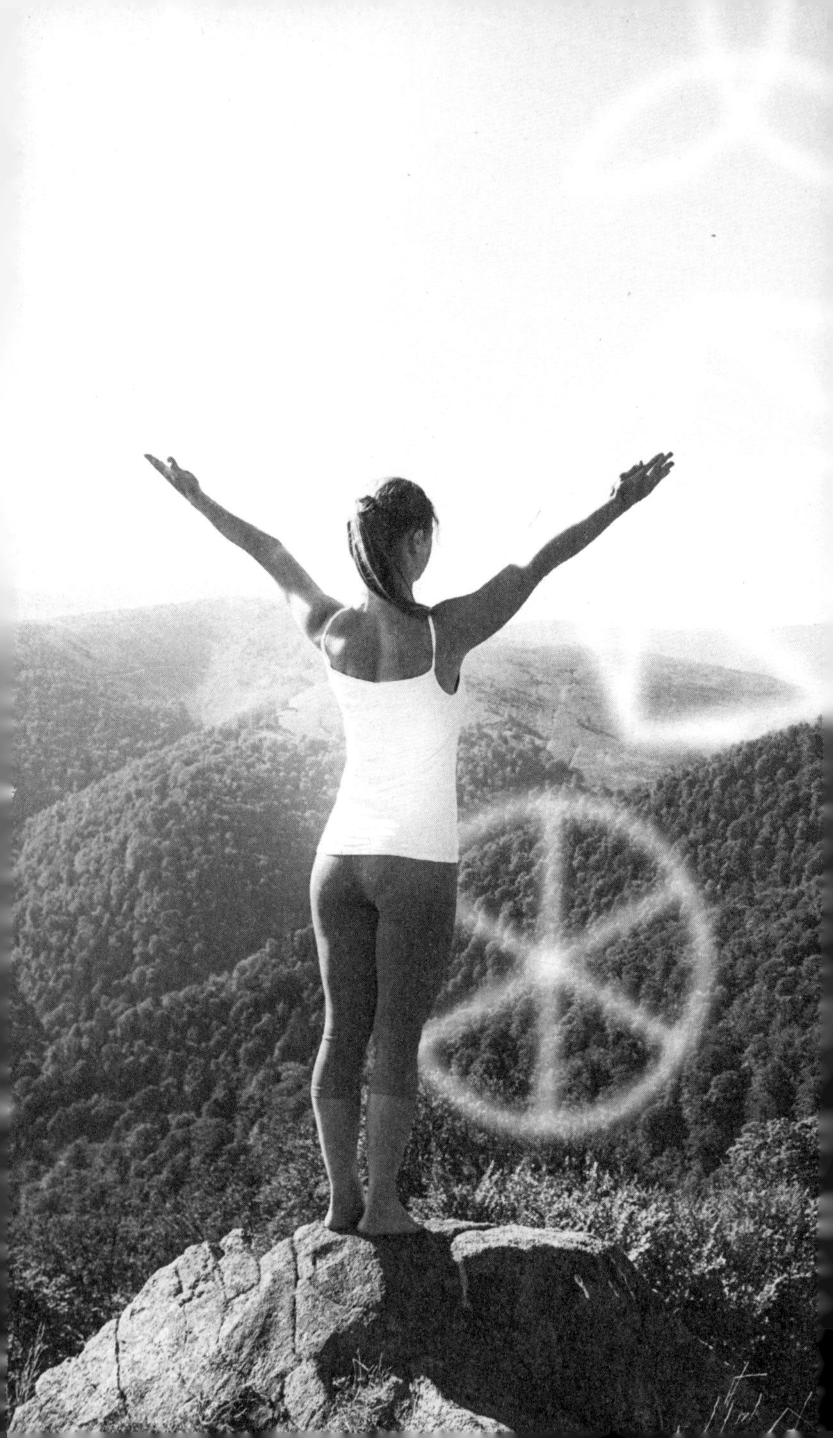

Teil I: Einführung in die Welt der Symbole

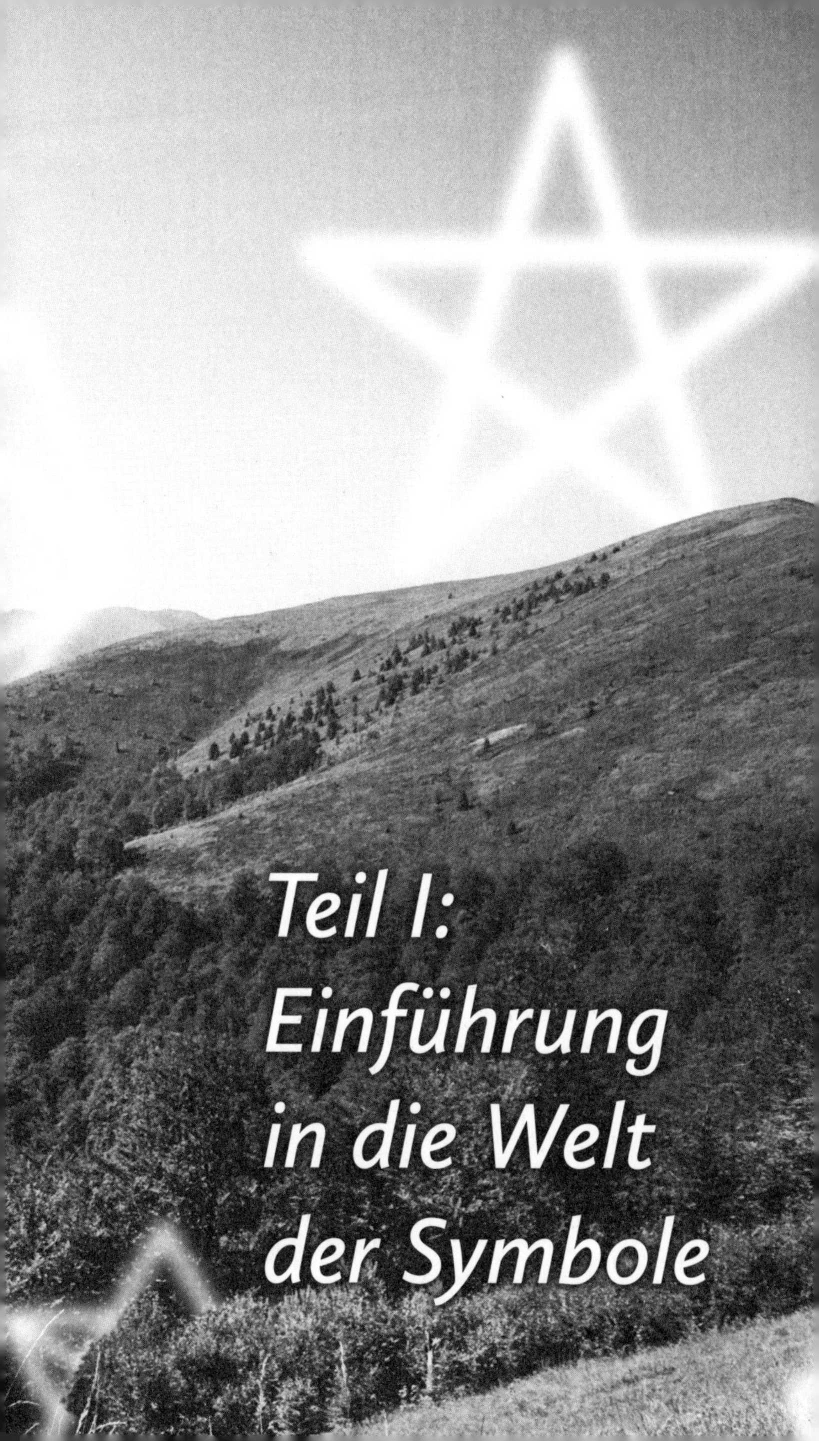

Die drei Symbolwelten

Für dieses Buch und das entsprechende Kartenset „Medizin zum Aufmalen" haben wir uns nach eingehenden Überlegungen und Resonanztestungen für drei Kategorien von Symbolen entschieden:

- **Strichcodes der Neuen Homöopathie,** die der Elektrotechniker Erich Körbler in den 80er-Jahren als sehr wirksames Heilsystem wiederentdeckte und die die Autorinnen in der 4-bändigen Buchreihe „Medizin zum Aufmalen" detailliert beschrieben haben.
- **Symbole der „Heiligen Geometrie",** deren inzwischen wohl bekanntestes Symbol die „Blume des Lebens" ist. Die Formen der Heiligen Geometrie bilden die Grundmuster ab, auf denen alles Leben basiert, vom kleinsten Atom bis zum größten Stern des Universums. Dies hat vor allem der Amerikaner Drunvalo Melchizedek in seinen wunderbaren Büchern „Die Blume des Lebens" (Band 1 und 2) ausführlich beschrieben.
- **Symbole aus aller Welt,** deren Auswahl uns am schwersten fiel, gibt es doch in den Kulturen weltweit Tausende wunderschöner Formen, die sicherlich auch für Heilzwecke eingesetzt wurden. Wir haben diejenigen ausgewählt, die wir als besonders kraftvoll erfahren haben, und dabei immer auch energetisch mit der Einhandrute ausgetestet, welches Symbol in unser Kartenset bzw. in dieses Buch aufgenommen werden wollte. Nachdem inzwischen viele Anwender die positive Wirkung der Symbole erfahren haben, können wir nur sagen, es war schon richtig so …

Strichcodes der Neuen Homöopathie

Die Neue Homöopathie ist eine Heilmethode, die Ende der 1980er-Jahre von Erich Körbler (1938–1994) entwickelt wurde. Der Wiener Elektrotechniker befasste sich mit Naturheilkunde, Traditioneller Chinesischer Medizin, Radiästhesie und Homöopathie.

Beruflich beschäftigte er sich zwar auch mit Antennen – aber es bedurfte noch einiger Experimente, bis er so etwas Ähnliches wie Antennen auf die Haut seiner Klienten zeichnete, die er zum Teil auch aus seinem Fachbereich kannte, wie beispielsweise ein balkengleiches Kreuz, einfache Strichcodes (ein bis neun Striche), eine Sinuskurve und das Ypsilon. Mit diesen einfachen Zeichen beeinflusst seine Methode den Energiekörper des Menschen. Den Wiener Forscher inspirierten aber nicht nur physikalische Gesetze über Schwingung, sondern eben auch die Naturvölker, die bestimmte Körperbemalungen zu Heilzwecken nutzten. Ähnlich wie die Homöopathie will diese Methode die entscheidenden Informationen und Impulse für die Selbstheilung bereitstellen.

Dass man mit auf die Haut gemalten Symbolen eine Heilwirkung erzielen kann, klingt zunächst unwahrscheinlich. Doch heute untermauert beispielsweise der neue Wissenschaftszweig der Wellenepigenetik die Theorien Körblers: Auch unsere DNS funktioniert quasi wie eine Antenne – Schwingungen werden ausgesandt und empfangen, so kommunizieren unsere 60 Billionen Körperzellen nicht nur untereinander, sondern auch mit der Außenwelt. Wir stehen als lebendige Organismen mit allem in Kommunikation. Und auf dieser Kommunikationsebene können Symbole optimal für Heilzwecke eingesetzt werden. Mit den Körbler'schen Strichcodes lassen sich Meridiane ausgleichen und Schmerzen lindern, Unverträglichkeiten können ausgetestet werden, psychische Traumen aufgespürt, informiertes Wasser hergestellt werden u. v. m.

Um nun herauszufinden, welches Zeichen in welcher Wirkstärke zum Einsatz kommt, hat Erich Körbler den sogenannten Vektorenkreis überliefert. Auf diesem energetischen Kreis lässt sich mit der Einhandrute schnell austesten, welches Zeichen zum Einsatz kommen soll. Im Gegensatz zur Arbeit mit einem Pendel ermöglicht uns dieses einzigartige System, auch feine Nuancen auszutesten: Es gibt nicht nur ein Ja oder Nein, ein Schwarz oder Weiß, sondern eben auch alle Nuancen dazwischen. Für die therapeutische Arbeit ist es sehr wertvoll, dieses genaue Testergebnis zu erhalten. Vergleichbar ist das System des energetischen Kreises mit einer Uhr: Das Zifferblatt stellt eine bestimmte Systematik dar, wenn der Zeiger irgendwo hindeutet, weiß man dadurch, wie spät es ist. Fehlte diese Skala, könnte man die Anzeige nicht deuten.

Für das Testverfahren im Resonanzprinzip benutzt man eine einfach konstruierte Einhandrute. Der Umgang mit diesem „Zauberstab der Neuzeit" ist ganz leicht – man benötigt keinerlei Vorkenntnisse und auch keine mediale Begabung oder ähnliche Fähigkeiten dafür. Um diesen Tensor nun auch richtig benutzen bzw. die Aussage des Ausschlags überhaupt interpretieren zu können, ist – wie bei jedem anderen Messinstrument auch – die Eichung der erste Schritt. Man muss sich zunächst in ein System einfinden, innerhalb dessen der Ausschlag interpretierbar ist. Idealerweise erlernt man diesen Umgang mit der Einhandrute in einem Rutenkurs, der immer Basis eines Grundlagen- oder Kompaktkurses ist. Autodidakten können den genauen Umgang mit der Einhandrute auch aus jedem einzelnen Band von „Medizin zum Aufmalen" erlernen.

Dass auch diesen ganz einfachen Zeichen, wie einzelnen Strichen, sehr viel Symbolhaftes innewohnt, können Sie in der Beschreibung der einzelnen Zeichen nachlesen.

Inzwischen ist die Bewegung der Neuen Homöopathie so groß geworden, dass viele Therapeuten diese Methode nutzen und erweitern oder mit bestehenden Therapien kombinieren, denn Menschen, die damit arbeiten, eröffnet sich eine schier unglaubliche Bandbreite an Anwendungsmöglichkeiten. Die Palette reicht von heilerischer Arbeit mit Symbolen auf Röntgenbildern über Familienstellen auf Papier bis hin zur Organsprache der Zähne – dem Einsatz der heilenden Zeichen sind keine Grenzen gesetzt. Eine Augenoptikerin experimentiert mit den Strichcodes, um die Sehstärke ihrer Klienten zu verbessern, eine Heilpraktikerin hilft Kindern mit ADHS, die Ritalinabhängigkeit dank Wasserübertragung auszuschleichen. Und immer mehr Menschen nutzen die Informationstherapie, um auch ihre Haustiere mit dieser sanften Heilmethode zu behandeln.

Symbole der Heiligen Geometrie

Die Heilige Geometrie ist die Form, die unserer Existenz zugrunde liegt und auf eine göttliche Ordnung verweist. Diese Geometrie zeigt sich in einer morphogenetischen Struktur, die sich vom unsichtbaren Atom bis zu den Sternen verfolgen lässt.

Der Urheber dieser Philosophie, Drunvalo Melchizedek, sieht die Heilige Geometrie als universelle Sprache, aus der die Gesetze der Physik, der Biologie und wir selbst hervorgehen; er bezeichnet die „Blume des Lebens“ als das Grundmuster, auf dem alles Leben basiert. Der US-Amerikaner studierte an der Universität Berkeley Physik und Mathematik. Nach dem Einsatz im Vietnam-Krieg und dem Abschluss des Studiums 1970 zog er sich nach Kanada in die Einsamkeit der Berge zurück. In den folgenden 25 Jahren studierte er bei über 70 Lehrern aller wissenschaftlichen und religiösen Richtungen. Einige Monate, nachdem er eine klassische Hindu-Meditation erlernt hatte, erschienen ihm zwei Engel und gaben ihm eine spirituelle Vision für seine Arbeit. Die Geometrie ist bei ihm der Grundstein der Schöpfung: Der große Geist bewegt sich in der Leere und projiziert sich in sechs Richtungen. Er verbindet die Linien zu den Ecken, um ein Quadrat zu formen, dann eine Pyramide und einen Oktaeder sowie Dodekaeder und Ikosaeder. Diese Platonischen Körper (sie gehen auf den griechischen Philosophen Platon zurück) lassen sich logisch aus der Blume des Lebens konstruieren.

Alle Formen von Kristallen, Metallen oder organischem Leben bauen auf diesen Platonischen Körpern auf. In den Mysterienschulen des alten Ägypten hatten diese fünf Körper und die Kugel noch eine weitere Bedeutung: Sie repräsentierten die fünf Elemente Erde, Feuer, Wasser, Luft und Äther. Die Kugel symbolisiert das große Nichts, die Leere, aus der alles hervorgeht. „Obwohl es sich anfangs um ein mentales Bild handelte, wurde jetzt Bewegung möglich, da Raum und Umfang erschaffen waren", erklärt der Wissenschaftler.

Für viele Therapeuten der Neuen Homöopathie sind die Blume des Lebens und deren Entwicklungsstadien zu wichtigen und universell einsetzbaren Symbolen für Heilungszwecke geworden. Wie immer gilt hier natürlich auch der Grundsatz, dass für den jeweiligen Klienten individuell ausgetestet wird, welches Symbol in der momentanen Situation den größtmöglichen positiven Effekt bringt.

Symbole aus aller Welt

Seitdem der Mensch vor einigen Hunderttausend Jahren Bewusstsein von sich und seiner Umwelt und ihrer gemeinsamen Verbundenheit erworben hat, erkannte er, dass die Erscheinungen der Natur auf Wiederholungen von Formen beruhen, die Entsprechungen mit anderen sichtbaren Formen haben. „Wär' nicht das Auge sonnenhaft, die Sonne könnt es nie erblicken", heißt es etwa bei Goethe. Da zum Beispiel in der indianischen Kultur der Bezug zur Erde vorherrschte, wurden Steine als Träger und Übermittler kosmischer Energien gesehen. Die indianische Kultur kennt zudem Symbole des Wassers und der Erde, Symbole von Priestern, Tieren und Gottheiten. Lame Deer sagte in seiner berühmt gewordenen Rede über einen gewöhnlichen, alten Kochtopf, verbeult und schwarz vom Ruß: „Das brodelnde Wasser kommt aus der Regenwolke. Es ist ein Sinnbild für den Himmel. Das Feuer kommt von der Sonne, die uns alle wärmt, Menschen, Tiere, Bäume. Das Fleisch erinnert mich an die vierbeinigen Geschöpfe, unsere Brüder, die Tiere, die uns Nahrung geben, damit wir leben können. Der Dampf ist Sinnbild für den Lebensatem. Er war Wasser, jetzt steigt er zum Himmel auf, wird wieder zur Wolke. (...) Die Welt um uns ist voller Symbole, die uns den Sinn des Lebens lehren."

Auch die Körperbemalungen in vielen Kulturkreisen enthalten Informationen. Sie dienten dem Jagd- oder Fruchtbarkeitszauber, religiösen Ritualen, signalisierten die Zugehörigkeit zu einem Stamm oder die spirituelle Verbundenheit mit dem Jenseits, wurden für Heilzwecke aufgemalt oder sollten böse Geister fernhalten. Viele Schamanen wissen durch Überlieferungen noch um die Kraft der Symbole und beziehen sie in ihre Rituale ein. Mandalas sind im Buddhismus und Hinduismus Meditationsobjekte. Von Tibet und Indien ausgehend, findet man sie in ganz Ostasien. Sie symbolisieren kosmische Kräfte und helfen bei Visualisierungen und Reisen ins Transzendente. Das klassische Mandala ist einerseits eine Abfolge geometrischer Formen und Muster. Andererseits spielt die Intention bei der Beschäftigung mit ihm eine große Rolle. Es verweist auf das mit ihm verknüpfte Ritual, zu dem auch Tanz, Gesang und Gebet gehören können. C. G. Jung sieht im Mandala einen Archetyp. Tatsächlich kann man in allen Zeiten, Kulturepochen und Religionen Mandalas antreffen – Strukturen, die aus dem Mittelpunkt geboren werden und ihre Muster kreisförmig wiederholen. Häufige Elemente sind dabei Kreis, Dreieck und Viereck. Vergleichbare Darstellungen gibt es bei Höhlenmalereien und in den alten Hochkulturen Ägyptens, Süd- und Nordamerikas und Chinas. Künstler wie René Magritte oder M. C. Escher griffen diese Vorlagen immer wieder auf, um verblüffende optische Effekte zu erzielen. Das Mandala ist keine Erfindung des Menschen, sondern eine Struktur, die man in der Natur beobachten kann. Als Beispiele mögen Himmelskörper dienen, Mineralien, Eiskristalle oder die Anordnung von Wassermolekülen. Zellen mit ihrem Zellkern sind so gebaut oder Atome, die von Elektronen und Neutronen umkreist werden. Pflanzen, allen voran Blumen, bilden Mandalas auffallend oft aus.

Die von uns ausgewählten Symbole aus aller Welt sind zum Teil auch bei uns sehr bekannt geworden, wie zum Beispiel das Yin-Yang-Zeichen, welches das männliche und weibliche Prinzip zu vereinen hilft, oder die Lemniskate (liegende Acht), die Symbol für die Unendlichkeit des Lebens bzw. für den Kreislauf der Wiedergeburten ist. Andere Symbole in dieser Kategorie sind weniger bekannt, dafür energetisch aber nicht weniger kraftvoll, wie etwa die keltische Triskele, die Verbindung aus Dreiheit und Lebensspirale, die die Spielarten der drei Urkräfte in uns wieder in die Balance bringen kann.

Die Kraft der Symbole

Heutzutage sind Bilder und Symbole allgegenwärtig. Den meisten ist es gar nicht bewusst – aber wir leben in einer Welt mit Tausenden von verschiedenen (Schrift-)Zeichen, Verkehrszeichen, Symbolen bei der Computerarbeit wie beispielsweise die Icons, Firmenlogos, mathematische Formeln u. v. m. Immer tragen Symbole für den Betrachter eine Bedeutung in sich, sie sollen uns etwas sagen, ob wir das nun „rational" verstehen können oder eher unterbewusst als „Sprache der Seele". Symbole enthalten Informationen in komprimierter Form. Auch unser Gehirn denkt in Symbolen, wie Forschungen von Neurologen und Sprachwissenschaftlern belegen. Symbole sind die Sprache des Unbewussten und können uns wertvolle Informationen liefern. Und diese Impulse können sogar einen heilenden Einfluss auf uns haben, denn wir wissen heute: Energie und Informationsfelder bestimmen auch unsere Physiologie und unsere Biochemie. Große Erfinder wie beispielsweise Thomas Alva Edison oder der Nobelpreisträger Albert Einstein haben die Lösung eines Problems zunächst im Traum in Bildform vor sich gesehen.

Die Symbolsprache der Seele entschlüsselte wie kein anderer der Psychologe Carl Gustav Jung (1875–1961). Ausgangspunkt seiner Forschungen waren die Träume von Patienten, die seiner Meinung nach als natürliche seelische Funktion die inneren Erlebnisweisen ergänzen oder verändern konnten. Bei der Analyse der Träume stieß der Schweizer Psychologe auf Gemeinsamkeiten mit den bildlichen Darstellungen in fremden Kulturen und begann mit seinen ethnologischen Forschungen. Indem er die Kulturen verschiedener Völker verglich, die sich gegenseitig nicht beeinflusst haben konnten, filterte er aus Ritualen und Kulturprodukten immer wieder ähnliche Grundmotive heraus, die er „Archetypen“ nannte und in seinem Standardwerk „Der Mensch und seine Symbole“ ausführlich beschreibt. Jungs Auffassung nach sind Archetypen Energiekomplexe, die allen Menschen gemeinsam sind und zum sogenannten „kollektiven Unbewussten“ gehören, beispielsweise Anima und Animus – die jeweils weibliche bzw. männliche Seite des Menschen, der Schatten – die unbewusste Seite des Individuums, der Abstieg ins Totenreich, der oder die alte Weise, die große Mutter und viele andere. Diese Urbilder der Seele können auch wachgerufen werden durch Begegnungen mit Menschen oder alltäglichen Symbolen. Nach Jung sprechen sie eine tiefere Schicht der Psyche an.

Neuere Forschungen aus der Neurologie bestätigen, dass Symbole die Sprachgrundlage unseres Denkens sind. Neurologen vergleichen das Gehirn mit seinen über 100 Milliarden Nervenzellen und über 100 Millionen Synapsen mit einem Computer: Das Gehirn ist der Computer – die Hardware – unser Geist eine Art Programm, sozusagen die Software. Und die Sprache des Geistes sind innere Bilder in Form von Symbolen, sie sind die Basis unserer Denkfähigkeit, unserer inneren Kommunikation. Doch eine Dimension unterscheidet das menschliche Gehirn sehr wohl noch vom Computer: Die Symbole (Informationen) sind immer gekoppelt an Emotionen. Die „Physical-Symbol-Hypothesis“ der Computerwissenschaftler Allen Newell und Herbert Simon besagt, dass das menschliche Gehirn angefüllt ist mit elementaren Symbolen, die durch Nervenzellen identifiziert werden. Jeder dieser Zellen ist ein bisschen Bedeutung angeheftet, sie sind aber auch vernetzt mit anderen Neuronen, die bei einem Denkvorgang, einer Idee oder Vorstellung, an- oder abgeschaltet werden. Um die Aktivität im Gehirn zu beschreiben, muss man demnach wissen, welche bedeutungstragenden Zellen gerade „online“ sind; dann wissen die Experten, was das Gehirn in diesem Moment denkt. Die meisten Symbole – spirituelle wie alltägliche – beruhen auf wenigen Grundformen wie Kreis, Dreieck, Quadrat, Kreuz, Zacken, Wellen und Spiralen oder deren Kombinationen.

Einsatz von Symbolen als Heilenergien

Symbole sind Hilfsmittel zur Aktivierung von freien Energien, um diese für sich oder für andere Menschen in allen möglichen Lebensbereichen nutzbar zu machen. Genauso wie jedes Wort oder jeder Klang, so hat auch jedes Symbol eine ganz bestimmte Frequenz und einen bestimmten geistigen Inhalt gespeichert, der zur Wirkung gebracht wird, sobald man das Symbol aktiviert. Die Symbolenergien sind energetische Harmonisierungsmöglichkeiten von Dissonanzen im feinstofflichen Feld lebender Organismen, so wie Blütenessenzen, homöopathische Mittel oder Heilsteine. Sie können wie andere Frequenzen jederzeit und vor allem ohne großen Aufwand und kostenfrei angezapft werden. Symbole können auf die unterschiedlichen Ebenen Körper/stoffliche Welt, Seele/Gefühle und Geist/Denken spürbar ausgleichend einwirken. Nachteile durch den Einsatz von Symbolen können praktisch nicht entstehen, wenn man sie ethisch korrekt, das heißt nicht aus egoistischen Beweggründen („Lottogewinn“) heraus, sondern zum seelisch-geistigen Wohle aller Beteiligten einsetzt. Die Wirkung kann jedoch als ein „In-Bewegung-Bringen“ des zu statisch gewordenen

Organismus spürbar sein, was mit der Erstreaktion nach der Einnahme eines homöopathischen Mittels vergleichbar ist. Verborgene Gefühlskonflikte oder Traumata können ans Licht kommen oder die Selbstheilungskräfte durch körperliche Reaktionen aktiviert werden. Das muss nicht immer angenehm sein, ist aber durchaus heilsam. So ist jede Reaktion genau richtig. Auch eine „Überdosierung" ist eigentlich nicht möglich, der Körper oder das Emotionalfeld des Menschen, des Tieres, der Pflanze oder eines Raumes nimmt nur die Dosis an, die es braucht und auch bewältigen kann. Trotzdem setzt die praktische Arbeit mit den Symbolen einen respektvollen Umgang mit diesen Energien in Eigenverantwortung voraus, und die Arbeit mit Symbolen ersetzt auch keine Medikamente oder ärztliche Behandlung.

So wählen Sie „Ihr" Symbol aus

Es gibt viele mehr oder weniger intuitive Möglichkeiten, das passende Symbol für Ihr Anliegen herauszufinden. Lesen Sie nicht einfach nur die Beschreibungen der Symbole und lassen Sie sich nicht nur vom „Verstand" leiten. Denn meistens weiß Ihr Unterbewusstsein oder Ihr „höheres Selbst" sehr gut, was Ihnen in Ihrer Situation guttut und was Sie auf der energetischen Ebene bzw. ganzheitlich gesehen weiterbringt! Testsysteme wie der kinesiologische Muskeltest, Pendel oder Einhandrute sind hier sehr gut geeignet, um das richtige Symbol (oder auch mehrere) herauszufiltern. Wenn Sie keines dieser Systeme beherrschen, dann gehen Sie am besten rein intuitiv vor, zum Beispiel über das Ziehen einer Karte zu Ihrem Anliegen oder das Aufschlagen einer Buchseite, wenn Sie kein Kartenset haben – und vertrauen Sie Ihrer geistigen Führung, dass dieses Symbol das richtige ist! Wichtig ist, dass Sie wissen, WOFÜR Sie das Symbol brauchen bzw. anwenden möchten, beispielsweise für ein körperliches oder emotionales Anliegen oder als Hinweis, welche Tagesenergie heute nützlich zum Ausgleich bzw. Aktivieren Ihrer Chakren (Energiezentren) oder zur Unterstützung eines Wunsches ist. Wenn Ihre Wünsche mit Ihrem Lebensplan in Einklang stehen, kann Sie das Symbol bei der Wunscherfüllung unterstützen und die kosmischen Energien werden in die richtige Richtung gelenkt, selbst wenn es manchmal auf den ersten Blick nicht so wirkt.

Symbol aus dem Buch auswählen

Eine Seite aufschlagen

Sie denken an Ihr Anliegen und schlagen „blind“ eine Seite des Buches auf. Die Botschaft, die Sie hier lesen, ist Ihre!

Mit Muskeltest, Pendel oder Einhandrute

Wenn Sie ein Testsystem beherrschen, können Sie austesten, auf welcher Seite des Buches (Seiten 38 bis 165) sich das passende Symbol befindet.

Symbol aus dem Kartenset auswählen

Alle Karten verdeckt auflegen

Begeben Sie sich in einen ruhigen Zustand und mischen Sie alle 64 Karten aus den drei Symbolwelten. Denken Sie an eine

Frage, eine ungeklärte Lebenssituation oder eine Beschwerde, deren Heilung durch ein Symbol unterstützt werden soll. Legen Sie dann die gesamten Karten in einem halbmondförmigen Bogen auf, die Symbole sind verdeckt und zeigen auf die Unterlage. Ziehen Sie jetzt mit der linken Hand intuitiv eine Karte. Nach dem Gesetz der Resonanz wird Sie Ihr Unterbewusstsein lenken und genau die richtige Karte finden lassen, die Sie in diesem Moment am meisten unterstützen kann. Sie können natürlich auch einfach eine Karte aus dem Stapel herausziehen.

Symbol mit Einhandrute, Pendel oder Muskeltest auswählen

Ordnen Sie am besten die drei Symbolwelten zunächst nach den drei Farben Blau (Strichcodes nach Körbler), Orange (Heilige Geometrie) und Rot (Symbole aus aller Welt). Testen Sie dann, in welchem der drei Stapel sich „Ihre" Karte befindet.

Mischen Sie diesen Stapel und legen Sie ihn wie beschrieben halbmondförmig auf. Gehen Sie mit der Rute über alle Karten und wählen Sie die Karte mit dem positiven Ausschlag (Ja-Anzeige). Eventuell zeigt der Test an, dass mehrere Karten für Sie bestimmt sind – es kann durchaus sein, dass Ihnen momentan mehrere Symbolkräfte zur Verfügung stehen möchten.

Herausfallende Karten

Ab und zu springt eine Karte beim Mischen aus dem Stapel heraus. Dann können Sie auch gleich diese für Ihr Anliegen hernehmen, denn es ist kein Zufall, wenn dies geschieht, sondern das Symbol ist Ihnen jetzt sozusagen gleich „zu-gefallen". Falls mehrere Karten herausfallen, nutzen Sie alle oder treffen eine Endauswahl.

So wenden Sie die Symbole an

Ob Aufmalen der Symbole auf Schmerzstellen, Übertragung der Energie auf Wasser, Aufmalen auf Röntgenbilder oder Familienstellen mit Hilfe von Symbolen – dem Einsatz der heilenden Zeichen sind keine Grenzen gesetzt.

Unsere praktischen Arbeitsbeispiele haben natürlich keinen Anspruch auf allgemeine Gültigkeit oder Vollständigkeit. Es sind Anwendungsmöglichkeiten, die sich in der Praxis sehr bewährt haben, aber jeder Therapeut hat andere Erfahrungen und bedient sich anderer Therapiesysteme, hat andere seelische Zugänge u. v. m. Wir möchten Sie daher gerne einladen, Bewährtes zu übernehmen, aber gleichzeitig auch selbst zu experimentieren, selbst kreativ zu werden im Einsatz mit den heilenden Symbolen.

Lassen Sie das Symbol auf sich wirken. Sie können es auch auf Ihr Herz legen und einfach spüren. Achten Sie auf die Gedanken und Gefühle, die beim Betrachten des Symbols aufsteigen. Was kommt Ihnen als Erstes in den Sinn? Meditieren Sie über die Bedeutung des Symbols, die es jenseits der Beschreibungen für Sie persönlich hat! Stellen Sie das Symbol für ein paar Tage an einem Ort auf, an dem Sie dieses immer wieder einmal ansehen können, etwa an Ihrem Arbeitsplatz. Lassen Sie das Symbol so lange wirken, wie es Ihnen guttut. Sollten Sie sich eventuell nach einiger Zeit unwohl fühlen, entfernen Sie das Zeichen bitte wieder.

Wenn Sie ein Testsystem wie zum Beispiel Muskeltest, Pendel oder Tensor erlernt haben, dann testen Sie bitte immer, wie lange das Symbol benötigt wird, und entfernen es nach Ablauf dieser Zeitspanne wieder.

Symbol am Körper anbringen

Auf den Körper aufmalen

Einfache Symbole können Sie problemlos direkt auf den Körper, zum Beispiel auf eine Schmerzzone, aufmalen. Wir verwenden dafür Permanentstifte, die mit Fettcreme und einem feuchten Waschlappen gut wieder entfernt werden können. Sie können das Zeichen auch auf die Innenseite eines (luftdurchlässigen) Pflasters aufmalen und dieses dann (mit der Symbolseite zum Körper) anbringen. Auch Akupunkturpunkte können auf diese Weise „behandelt" werden.

Auf den Körper auflegen

Legen Sie das Symbol (als Karte, als Kopie aus dem Buch, als abgemaltes Symbol o. Ä.) auf die Schmerzstelle, den Akupunkturpunkt oder die vorher als geeignet getestete Stelle auf. Fühlen Sie eine Weile entspannt, was das Symbol macht.

Über die linke Hand aufnehmen und über die rechte Hand in den Körper einfließen lassen

Legen Sie die linke (Energie aufnehmende) Hand auf das Symbol, die rechte Hand auf die Stelle am Körper, die Beschwerden macht, und stellen Sie sich vor, wie die Energie des Symbols jetzt in diese Stelle Ihres Körpers hineinfließt und sich von dort aus verbreitet, wo immer sie hinfließen möchte.

Bei sich tragen

Tragen Sie die Symbolkarte, das abgemalte oder kopierte Symbol in der Hosentasche, Handtasche usw. bei sich, solange es Ihnen guttut. Man kann es zum Beispiel auch auf Stoff drucken lassen.

Chakren aktivieren

Mit Symbolen kann man Chakren gut harmonisieren bzw. aktivieren. Legen Sie das Symbol auf das Chakra, das Hilfe benötigt (eventuell vorher austesten), und stellen Sie sich dann vor, wie das Symbol im Uhrzeigersinn zu rotieren beginnt. Bleiben Sie eine Weile in dieser Vorstellung, solange es Ihnen guttut. So können Sie auch ab und zu „vorbeugend" alle sieben Hauptchakren aktivieren.

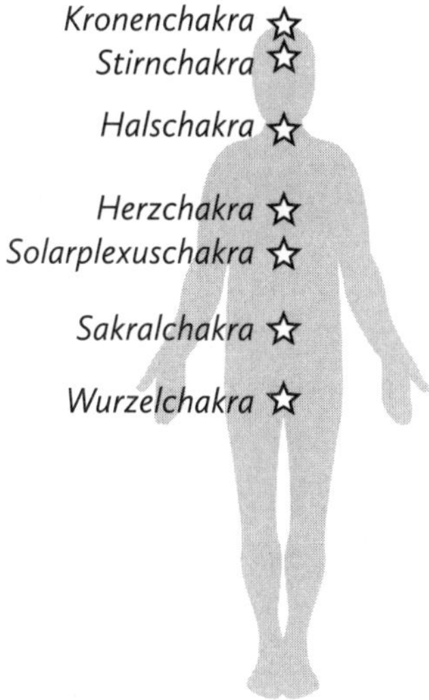

Informationsübertragung mit Symbolen

Betrachten

Allein schon durch meditatives Betrachten eines Symbols wird Information in Ihren Organismus übertragen. Öffnen Sie Ihren Sehsinn in aller Ruhe und betrachten Sie einfach „Ihr" Symbol – und spüren Sie, was passiert.

Auf Wasser übertragen

Die Wasserübertragung ist eine wunderbare Möglichkeit, heilende Informationen zu speichern, denn Wasser ist der beste Informationsträger überhaupt. Nehmen Sie die Symbolkarte in die linke Hand oder zeigen Sie auf das Symbol im Buch. In der rechten Hand halten Sie ein Glas Wasser (muss nicht ganz gefüllt sein). Nun stellen Sie sich ca. zwei

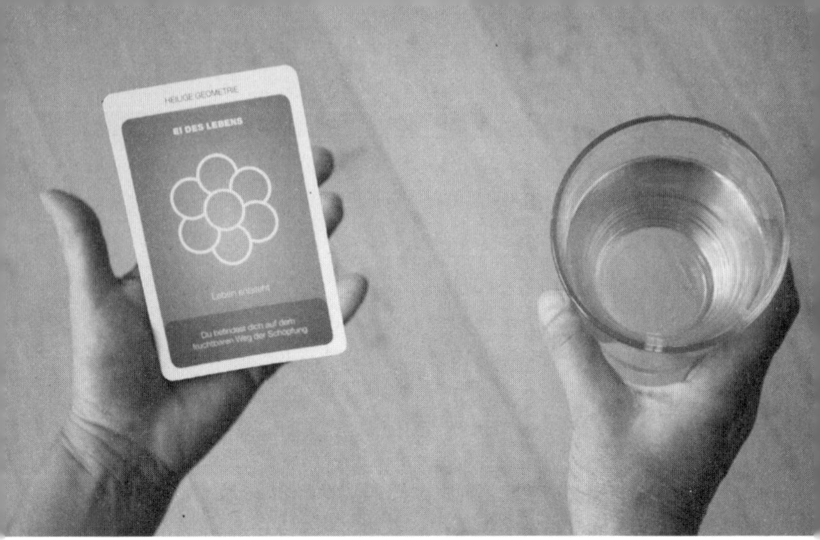

Übertragung heilender Informationen von der Karte auf Wasser

Minuten lang vor, wie das Symbol in das Wasser hineinfließt und darin ganz aufgenommen bzw. gespeichert wird. So haben Sie Ihr eigenes Heilmittel programmiert. Dann trinken Sie einige Schlucke davon. Bei Bedarf wiederholen bzw. austesten, wie oft und wie lange Sie ein solches Wasser trinken sollen.

Auf Steine, Schmuck oder andere Materialien übertragen

Dies funktioniert im Prinzip genauso, wie bei der Wasserübertragung beschrieben, nur dass Sie jetzt statt des Wasserglases in der rechten Hand einen Stein, ein Schmuckstück, ein Tuch oder einen sonstigen Gegenstand halten. Das Material trägt nach der Speicherung die Information, und zwar so lange, bis Sie sie „löschen“, indem Sie eine andere Information darüber speichern (zum Beispiel „Liebe“ und „Dankbarkeit“, das geht immer).

Sie können die Zeitdauer gegebenenfalls auch begrenzen, indem Sie sprechen: „Möge es so lange wirksam bleiben, wie es gut ist.“

Symbol malen

Auf Papier oder auf einen Gegenstand aufmalen

Das Symbol kann auf Papier, einen Stein oder jedes andere Material aufgemalt werden, zum Beispiel auch auf Holz, Metall usw. Anschließend wird der Gegenstand im Raum, im Garten, im Stall oder sonst wo im Haus oder Gelände platziert, wo er „hinmöchte".

Abmalen

Mit dem Abmalen eines Symbols kommen Sie sehr gut in die Schwingung und Botschaft hinein, vor allem wenn Sie dies in möglichst entspanntem oder meditativem Zustand tun. Aber selbst wenn Sie „aufgeregt" sind, werden Sie merken, dass Ihnen das Abmalen einfach guttut und Sie anschließend entspannter sind.

Ausmalen

Sie können die Symbole jederzeit kopieren und dann zum Ausmalen benutzen. Auch Kinder tun dies natürlich sehr gerne! Malen Sie doch einmal zusammen mit Ihrem Kind. Es ist einfach schön!

Mit Thema kombinieren

Die Symbolkräfte können mit jedem beliebigen, auf einen Zettel aufgeschriebenen Thema kombiniert werden und harmonisieren dieses dann sofort.

Der Text wird dabei mit dem Symbol übermalt. Anschließend können Sie damit eine Informationsübertragung (auf Wasser o. a.) durchführen.

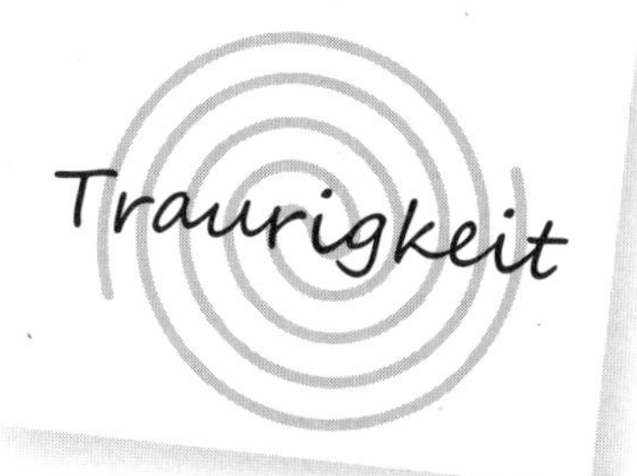

Mit positiver Affirmation kombinieren

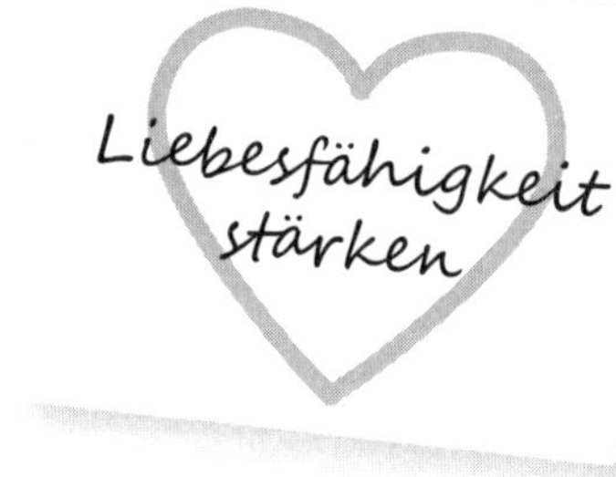

Das Symbol kann einen Wunsch oder eine positive Affirmation verstärken.

Schreiben Sie den entsprechenden Satz auf einen Zettel und malen Sie das Symbol darüber. Anschließend können Sie damit eine Informationsübertragung (auf Wasser o. a.) durchführen oder die Botschaft zum Beispiel auf Ihr Herz legen.

Fotos bemalen

Jede Art von Abbildung, zum Beispiel Fotos von Mensch und Tier oder auch Röntgenbilder, kann mit Symbolen energetisch beeinflusst werden – aber bitte immer nur mit Erlaubnis der beteiligten Personen, sonst wäre das Manipulation und nicht im Sinne der kosmischen Ordnung! Fragen Sie nach Einholen der Erlaubnis mit Pendel, Einhandrute oder Muskeltest ab, an welche Stelle des Bildes das Symbol platziert werden soll, oder malen/legen Sie das Symbol auf die Beschwerdezone (zum Beispiel Bruchstelle bei einem Röntgenbild).

Familienstellen unterstützen

Familiensysteme, die aus der Balance geraten sind, können mit Hilfe von Symbolen harmonisiert werden. Sie können zum Beispiel die betroffenen Personen als Kreise mit Namen darin auf Papier aufmalen, Verbindungslinien zwischen den Personen ziehen und auf belastete Verbindungen (hierzu ist ein Testsystem hilfreich!) das Symbol malen (nicht auf die Person). Näheres würde hier zu weit führen. Dieses System

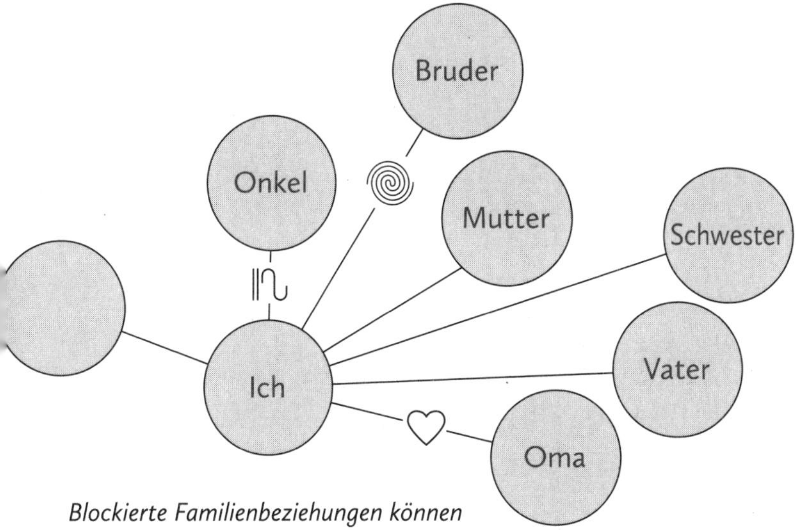

Blockierte Familienbeziehungen können mit Symbolen harmonisiert werden.

ist ausführlich im Buch und im Kartenset „Familienstellen mit Symbolen" dargestellt.

Symbol an einen Ort platzieren

Im Raum platzieren

Ein Symbol an einem gut ausgewählten Ort im Raum wirkt in den ganzen Raum hinein. Wählen Sie entweder mit Rute oder Pendel den besten Platz aus oder lassen Sie einfach Ihr Gefühl entscheiden. Sie können das Symbol hinlegen oder aufstellen (zum Beispiel auf Ihr Nachtkästchen). Vielleicht haben Sie auch einen kleinen „Altar", wo Sie wertvolle oder für Sie bedeutsame Dinge aufbewahren; dort passt auch Ihr Symbol gut hin.

Unters Bett legen

Die Karte bzw. das gemalte oder kopierte Symbol unter das Bett gelegt kann Schwingungen harmonisieren, die aus der Erde kommen (sogenannte geopathische Belastungen) und für den Schläfer unter Umständen nicht verträglich sind. Sie können das Symbol auch unter die Matratze, unter das Bettlaken oder unter das Kopfkissen legen.

Am Fenster anbringen

Zur Raumharmonisierung kann das Symbol auf Fensterscheiben oder Spiegelflächen aufgeklebt werden. Dort kann es auch nützlich sein, um unerwünschte äußere Einflüsse fernzuhalten, wie etwa Elektrosmog oder andere Strahlungen, aber auch Energien von Menschen, die Ihnen nicht so guttun, zum Beispiel der Nachbarn.

Schutzkreis legen

Wenn ein Mensch, ein Tier oder auch ein Ort einen besonderen Schutz braucht, dann können Sie einen Symbolkreis aus mehreren Symbolkarten legen. Legen Sie die ausgewählten Symbole um ein Foto oder den Namen der betroffenen Person, des Tieres oder die Adresse des Ortes; auch ein Ausschnitt aus einem Stadtplan eignet sich. Platzieren Sie das Ganze an einen ruhigen Ort und belassen Sie dort den Schutzkreis einige Zeit.

Klärungs-Kreise legen

Wenn Situationen geklärt werden sollen oder zwei Personen, zwei Situationen usw. nicht mehr zusammenpassen und sich gegenseitig nur Energie rauben, dann kann ein Klärungs-Kreis sinnvoll sein, um Klarheit zu schaffen. Legen Sie mit den Symbolen eine liegende Acht. In den einen

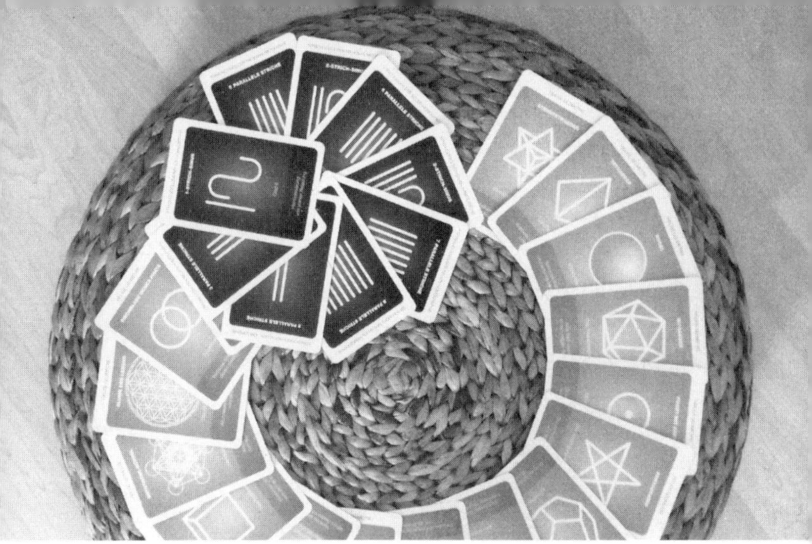

Wenn Sie für sich ein Thema klären möchten, legen Sie einen einfachen Kreis aus, geben dann in die Mitte ein Foto von sich und einen Zettel mit Ihrem Anliegen.

Kreis legen Sie das Foto oder den Namen der Person oder die Bezeichnung der Situation, in den anderen Kreis Ihren eigenen Namen oder ein Foto. Platzieren Sie das Ganze an einen ruhigen Ort und belassen Sie den Klärungs-Kreis einige Zeit dort. Warten Sie einfach ab und beobachten Sie, was geschieht.

Heilimpulse auf Fotos übertragen

Symbole können generell gut als heilende Impulse mit Fotos kombiniert werden (wenn es für eine andere Person ist, immer um Erlaubnis fragen!). Bewährt hat sich hierbei das „Sandwichprinzip“: Zwei ausgewählte Symbole liegen unter und über dem Foto, wobei die Abbildung des Symbols zum Foto zeigt. Das Symbol kann auch auf einer Abbildung, die Sie notfalls einfach skizzieren können, platziert werden, zum Beispiel in Höhe eines Körperteils, der Beschwerden macht.

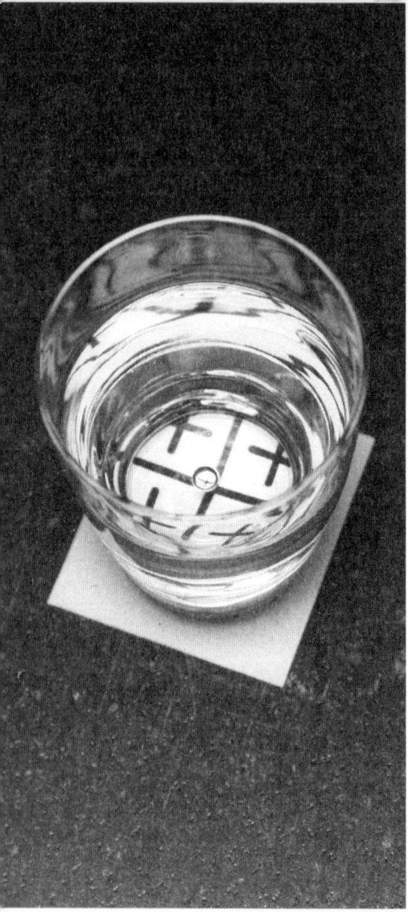

Unter Lebensmittel legen

Mit Symbolen können Lebensmittel, Wasser, Öle, Medikamente etc. energetisch aufgewertet werden, d. h. alles, was Sie essen, trinken bzw. einnehmen, wird möglicherweise um einiges verträglicher für Sie. Legen Sie das Symbol einfach unter die Wasserkaraffe, das Trinkglas oder eine Schüssel, in der Sie Ihre Lebensmittel wie Obst und Gemüse aufbewahren. Auch Kühlschrank oder Vorratsraum sind gute Plätze.

Zur Energetisierung kann das Symbol einfach unter ein Wasserglas gelegt werden.

Symbol visualisieren

Geistig auf eine bestimmte Situation übertragen

Mithilfe Ihres Vorstellungsvermögens können Sie jedes Symbol in eine kraftvolle Energie verwandeln und einfach überall hinschicken, wo es benötigt wird, selbst wenn eine Situation oder ein Wunsch noch in der Ferne liegt oder wenn es um ungute Situationen aus der Vergangenheit geht. Stellen Sie sich zunächst die Situation oder das konkrete Projekt bildlich vor Ihrem geistigen Auge vor. Dann stellen Sie sich vor, wie das Symbol quasi „in die Situation hineinfließt“ und alles umhüllt. Sie werden spüren, wann dieser Vorgang beendet ist. Dann bedanken Sie sich bei der geistigen Welt, die hierbei geholfen hat.

Einschwingen in die Aura

Die Praxiserfahrungen zeigen, dass es oft sinnvoll ist, das Symbol in die Aura der Person, also in einigen Zentimetern Abstand vom Körper, zu übertragen. In diesem Fall ist es gut zu wissen (austesten!), in welcher Region des Körpers Sie das Symbol einspeichern sollen, zum Beispiel in Höhe des Rückens, des Bauches, Kopfes usw. Halten Sie das Symbol mit der Hand vor den Körper und fühlen Sie, wie es in die Aura hineinfließt. Beim Einspeichern sprechen Sie leise das nachstehende Ritual. Lassen Sie dem Behandelten anschließend Zeit zum Nachwirken und fragen Sie dann, ob und was er eventuell gespürt hat.

> *Ritual zum Speichern von Symbolen in die Aura von Mensch oder Tier*
>
> *„Mit Hilfe aller zuständigen Lichtwesen der göttlichen Liebe und der Kräfte, die in uns wohnen, speichere ich dieses Symbol in die Aura von (Name aussprechen und bildlich vorstellen!). Möge es hier so lange wirksam bleiben, wie es benötigt wird. So sei es. Und so ist es. Jetzt! DANKE.“*

In den Raum hineinspeichern

Zur Raumharmonisierung oder Entstörung von Plätzen (Ställe, Schulräume, Arbeitsplatz usw.) können Sie sich vorstellen, wie das Symbol in den Ort hineinfließt und alles dort durchdringt oder durchflutet. Das Symbol wird ganz groß und stark und es hat Wirkung. Je mehr Sie davon überzeugt sind, desto mehr wird dieses spürbar sein.

Ritual zum Speichern von Symbolen in den Raum
„Mithilfe aller zuständigen Lichtwesen der göttlichen Liebe und der Kräfte, die in uns wohnen, speichere ich dieses Symbol in diesen Raum (bildlich vorstellen!). Möge es hier so lange wirksam bleiben, wie es benötigt wird. So sei es. Und so ist es. Jetzt! DANKE."

Engeln oder Meister übergeben

Wenn Sie unsicher sind, ob Sie eine Person „beeinflussen" dürfen (zum Beispiel ein Baby), weil Sie ja nicht mit Symbolkräften manipulieren wollen, dann können Sie einen zuständigen Engel oder Meister bitten, die Aufgabe für Sie zu übernehmen. Rufen Sie den „zuständigen" Engel oder Meister und warten Sie, bis Sie das Gefühl haben, er ist jetzt da. Bitten Sie ihn, das Symbol so einzusetzen, wie es für die Person, das Tier, den Ort, die Angelegenheit usw. richtig ist. Kontrollieren Sie anschließend nicht, was passiert, haben Sie einfach Vertrauen in die göttliche Führung!

In den kosmischen Briefkasten einwerfen

Damit „unverlangte" geistige Hilfen beim Empfänger ankommen, ohne dass wir diesen beeinflussen möchten, ist der „kosmische Briefkasten" gut geeignet. Stellen Sie sich einen schönen, von Ihnen ausgeschmückten und gestalteten Briefkasten vor, entweder „im Universum" oder über dem Ort, um den es geht oder wo der Adressat wohnt. In diesem Briefkasten platzieren Sie das passende Symbol als energetische Botschaft. Teilen Sie dem potenziellen Empfänger in Gedanken mit, dass Sie eine Botschaft für ihn deponiert haben. Er kann sie dann abholen oder auch nicht!

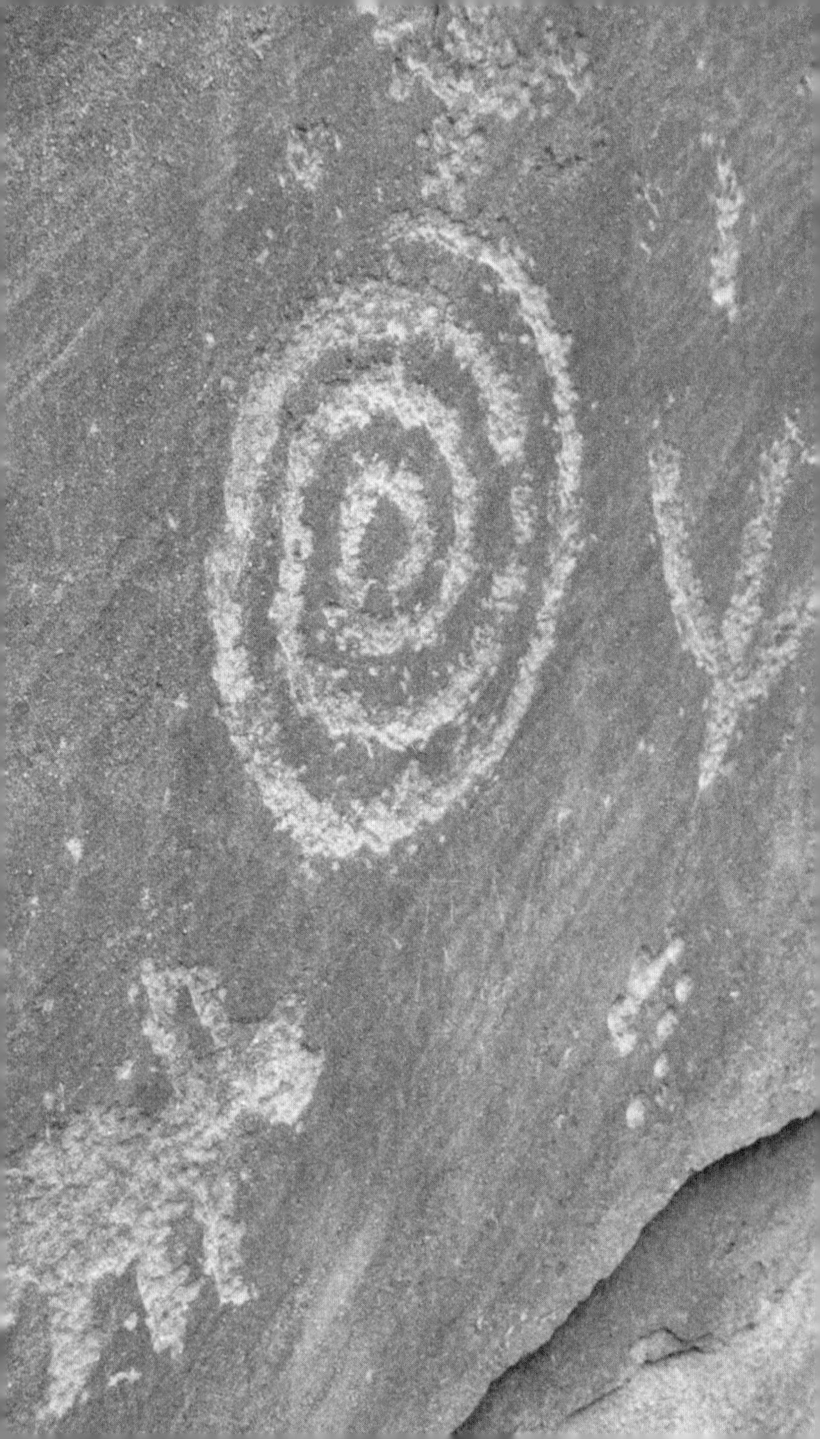

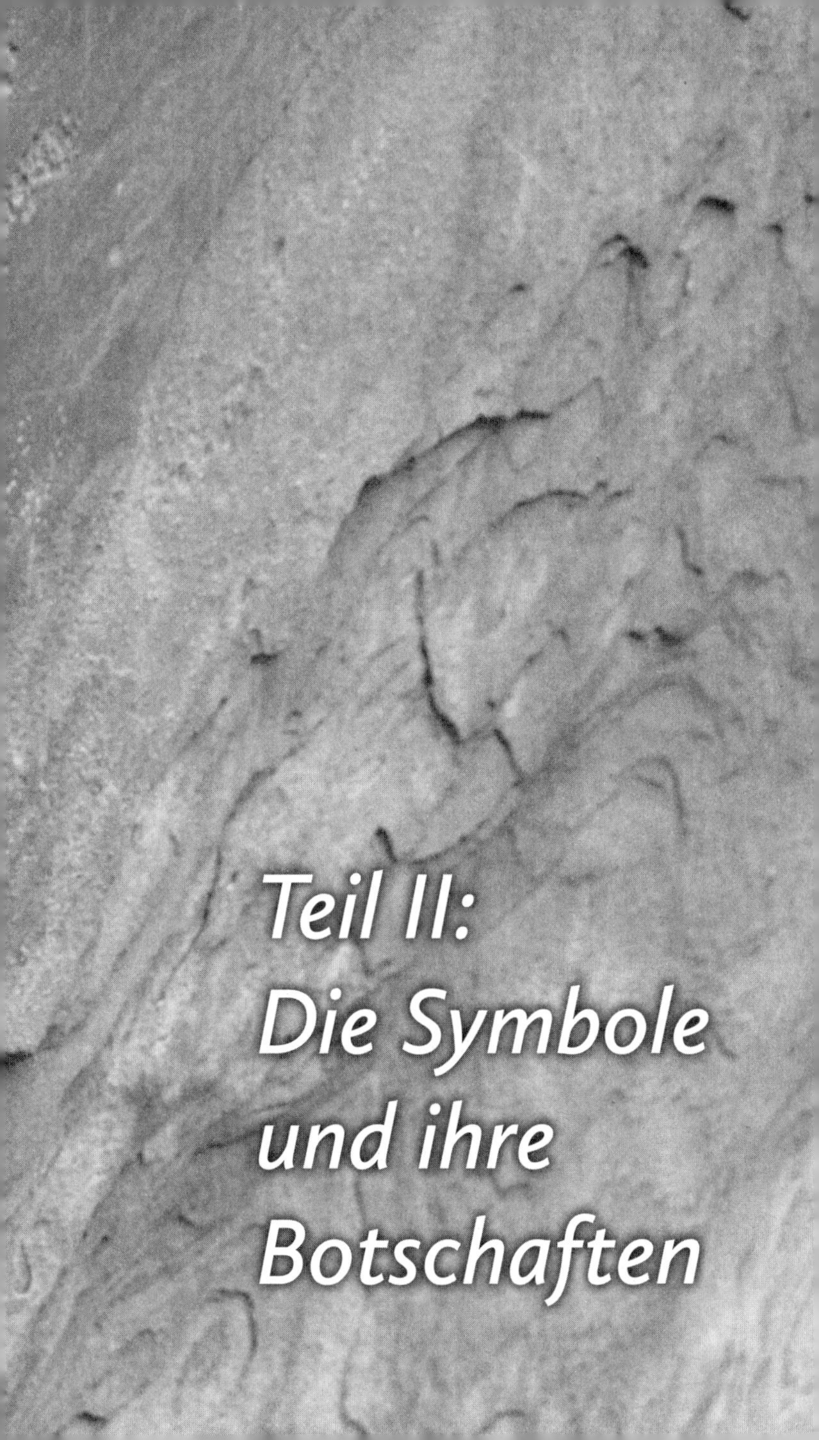

Teil II: Die Symbole und ihre Botschaften

1 Strich

Grad 1

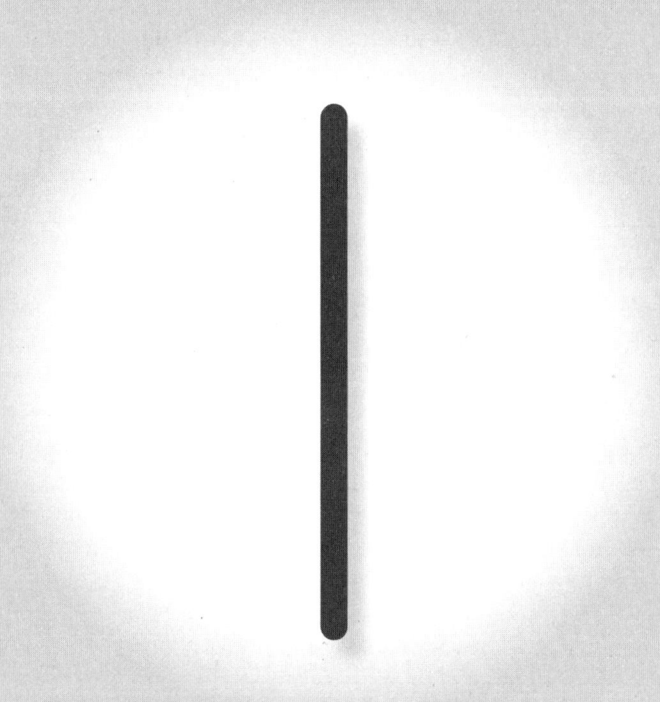

Harmonie,
Narbenentstörung

Das Symbol

Testet man mit der Einhandrute im System des Vektorenkreises, dann entspricht die Testung bei „1 Strich“ der Ja-Bewegung. Grad 1 wird bei 0° = 360° angezeigt. Er repräsentiert „verträglich“, ein absolut ungestörtes harmonisches Fließgleichgewicht.

Ein Strich steht also auch für den vollkommenen Gesundheitszustand, alles befindet sich in perfekter Harmonie. Werden Nahrungsmittel, Heilmittel oder andere Materialien auf Verträglichkeit hin ausgetestet und Grad 1 zeigt sich, dann sind diese Substanzen für den Organismus optimal verträglich.

In der Neuen Homöopathie wird der einzelne Strich auch zur Narbenentstörung verwendet. Solltest du diese Karte gezogen haben und dein Gesundheitszustand ist nicht in Harmonie, könnte sie ein möglicher Hinweis darauf sein, eine Narbenentstörung vorzunehmen.

Die Seelenbotschaft

Ein Strich gehört zu den Ursymbolen der Menschheit, er ist in allen Höhlenmalereien überall auf der Welt zu finden. Die „Gerade“ ist zugleich das einfachste Symbol in der Geometrie, sie beschreibt eine Wegstrecke zwischen zwei Punkten. Unsere Seele erfasst die Bedeutung dieses simplen Strichcodes ganz intuitiv: Wenn du diese Karte gezogen hast, solltest du dich mit dem Thema Geradlinigkeit beschäftigen. Welchen Weg gehst du? Ist er kurvig oder begegnest du vielen Hindernissen? Ein Strich zeigt uns die kürzeste und einfachste Wegstrecke an, um unser Ziel zu erreichen. Dabei ist die Einfachheit unser Wegbegleiter.

Im Vektorenkreis steht „1 Strich“ für die Zahl 1, die zugleich tatkräftig und schöpferisch ist auf dem Weg, die eigene Identität zu finden – alle Möglichkeiten sind in ihr enthalten.

2 parallele Striche

Grad 2
Energieverschiebung um 45°

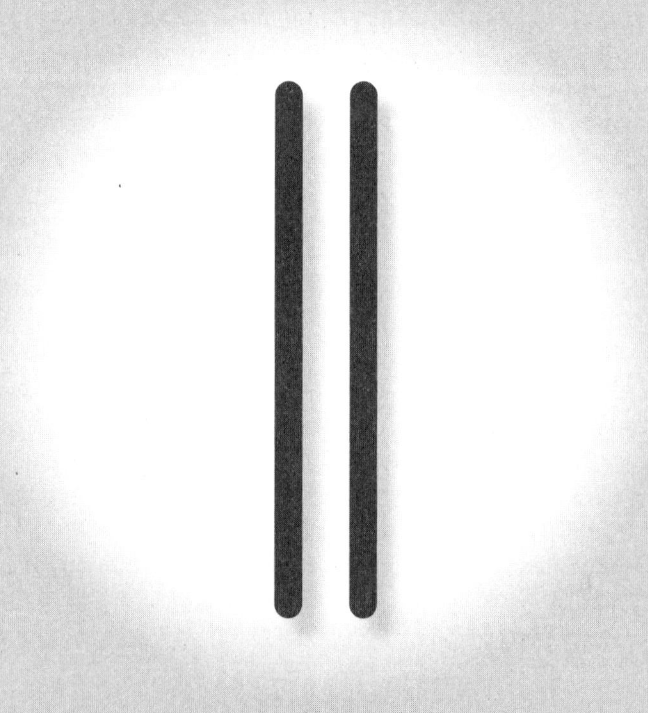

Harmonisierung
von sehr geringer Belastung

Das Symbol

Auf dem Vektorenkreis zeigt der Tensor eine liegende rechtsdrehende Ellipse an, Grad 2 entspricht 45°. Das zugeordnete Zeichen ist „2 parallele Striche“, eine sehr geringe Abweichung der Ursprungsschwingung wird damit angedeutet. In der Neuen Homöopathie besteht bei zwei parallelen Strichen noch kein Handlungsbedarf, die gesundheitliche Belastung ist so gering, dass die Heilimpulse des Organismus ausreichen, um sie selbst wieder auszugleichen. Testet man jedoch Heilmittel aus und gelangt zum Ergebnis „2 parallele Striche“, dann bedeutet dies, dass man das optimale Mittel, wie etwa in der Klassischen Homöopathie das „Simile“, noch nicht gefunden hat. Wie bei den Schulnoten würde man hier von „gut“ sprechen, für einen optimalen Heilerfolg sollte man aber weitere Heilmittel bzw. Methoden suchen, die sich mit Grad 1 zeigen.

Die Seelenbotschaft

Annehmen und Integrieren, das sind die beiden Hauptbotschaften, wenn du die Karte „2 parallele Striche“ gewählt hast. In der Numerologie geht es bei der 2 um die Integration von Gegensätzen, denn die 2 repräsentiert die Dualität der Welt, das Männliche und das Weibliche. Worüber bist du im Zweifel oder im Zwist? Reflektiere darüber, dass in der Dualität das eine bereits im anderen enthalten ist: Ohne die Dunkelheit könnten wir das Licht nicht erkennen.

Im Tarot repräsentiert eine Hohe Arkana die 2, die Hohepriesterin, die in der Mitte zwischen einer weißen und einer schwarzen Säule thront und so zeigt, dass sie nicht bewertet, sondern die Gegensätze in Frieden integriert hat.

Auch die Zweisamkeit mit deinem Partner kann Thema sein, wenn du die Karte „2 parallele Striche“ gewählt hast.

3 parallele Striche

Grad 3
Energieverschiebung um 90°

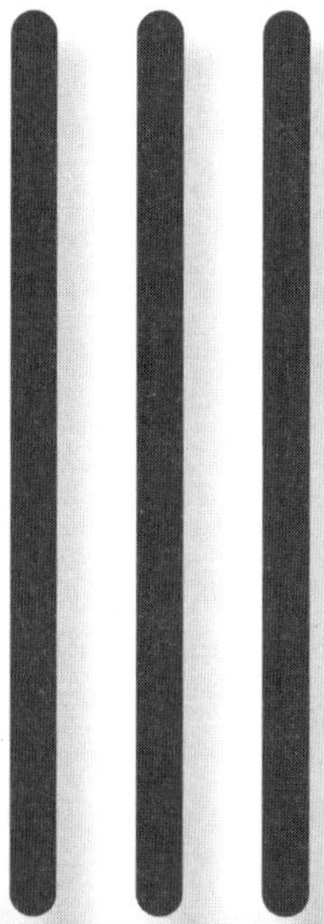

Harmonisierung
von geringer Belastung

Das Symbol

„3 parallele Striche" zeigen auf dem Vektorenkreis eine Verschiebung der Ursprungsenergie um 90° und damit eine geringgradige Belastung an. Der Tensor zeigt einen rechtsdrehenden Kreis. Bei dieser Abweichung von der Norm verfügt der Organismus noch über genügend Selbstheilungskräfte, um wieder in seine Ursprungsenergie zurückzufinden, wir müssen ihn noch nicht mit Heilimpulsen von außen unterstützen.

Testen wir Heilmethoden, Nahrungsmittel oder Heilmittel mit Grad 3, dann müssten wir diesen die Schulnote „befriedigend" geben. Sie würden unserem Organismus zwar nicht schaden, aber für Heilzwecke oder zur Erhöhung unserer Eigenschwingung sind diese nicht geeignet. Hier muss weitergetestet werden, um andere Möglichkeiten herauszufinden, die einen positiveren Effekt auf die individuelle Eigenschwingung aufweisen.

Die Seelenbotschaft

Aus drei Strichen lässt sich leicht ein Dreieck konstruieren, das für Harmonie und Gleichgewicht und die dreifaltige Natur des Universums steht. Wenn du „3 parallele Striche" gewählt hast, geht es um ein ganzheitliches Ankommen auf dieser Erde mit Körper, Seele, Geist und mit allen Sinnen.

Auch entsteht mit der 3 immer etwas Neues im Leben. Die 3, die göttliche Zahl, unterstützt dich jetzt dabei, Neues in dein Leben zu integrieren. Mit ihrer Hilfe erhältst du auch genügend Lebenskraft, um dich an diese neuen Themen oder Unternehmungen heranzuwagen.

Bei bestehendem Problem kann sich als Lösung auch etwas „Drittes" ergeben, eine ungeahnte ganz neue Möglichkeit, die du vorher vielleicht noch nie in Erwägung gezogen hast.

4 parallele Striche

Grad 4

Energieverschiebung um 135°

Harmonisierung
von mittlerer Belastung

Das Symbol

Im Energiekreis zeigt sich Grad 4 bei 135°. Das zugeordnete Zeichen ist „4 parallele Striche". Der Tensor lässt die Zuordnung zu diesem Zeichen in einer stehenden Ellipse mit Rechtsrotation erkennen. „4 parallele Striche" zeigen eine Belastung an, die beobachtet werden soll; solange sich jedoch die Rutenbewegung in der Rechtsdrehung befindet und somit nicht die 180°-Grenze überschritten wird, müssen wir dem Organismus noch keinen Heilimpuls setzen.

Des Weiteren haben die vier Striche in der Neuen Homöopathie zusätzliche Anwendungsmöglichkeiten: Auf Wunden (Pflaster) aufgemalt, setzen sie einen Impuls zur schnelleren Wundheilung und schöneren Verheilung von Narbengewebe. An beiden Handgelenksinnenseiten aufgemalt, unterstützen die vier Striche die Arbeit des Immunsystems bei Entzündungen.

Die Seelenbotschaft

Aus vier Strichen kann man ein Viereck konstruieren. In der Numerologie repräsentiert die Zahl 4 die vier Elemente und die vier Himmelsrichtungen – es geht also um alles Irdische, um die Erde und die Materie. Ein Rechteck aus vier Seiten ist die Grundfläche der meisten Häuser, wir leben in viereckigen Räumen und Stadtvierteln.

Wenn du „4 parallele Striche" gezogen hast, kann es jetzt darum gehen, dass Ideen in die Tat umgesetzt werden, damit sie sich auf dieser Erde verwirklichen und manifestieren. Die 4 kann aber auch anzeigen, dass es jetzt an der Zeit ist, Wurzeln in einem irdischen Heim zu schlagen.

Nur wer tief in dieser Erde verwurzelt ist, kann aus dem Vertrauen und der Sicherheit heraus seine Energien völlig zur Entfaltung bringen.

5 parallele Striche

Grad 5

Energieverschiebung um 180°

Harmonisierung
von manifester Belastung

Das Symbol

„5 parallele Striche“ (gleichbedeutend mit dem Umkehrzeichen Sinus) zeigen mit dem Tensor die „Nein-Bewegung“ an, das individuell zuvor definierte „unverträglich“. Der Rutenausschlag ist entsprechend horizontal oder vertikal. Jetzt haben wir die sich noch im positiven Bereich befindenden Rechtsdrehungen im Energiekreis verlassen: Mit fünf Strichen wird eine manifeste Belastung angezeigt, die von außen Heilimpulse zur Harmonisierung benötigt. Wie bei der Schulnote Fünf besteht jetzt Handlungsbedarf, um die Note zu verbessern. Ziel ist es, die Gradzahl der unverträglichen Schwingung von 180° durch geeignete Maßnahmen, wie Zeichen aufmalen, Wasserübertragung o. Ä., so zu verschieben bzw. zu harmonisieren, dass man wieder im Normbereich, bei „1 Strich“ bzw. bei Grad 1, anlangt, dem Zustand vollkommener Gesundheit.

Die Seelenbotschaft

Die fünf Striche signalisieren dir, dass du jetzt den Zugang zur inneren Welt erhalten hast. Hegst du immer noch Zweifel? Das brauchst du nicht, vertraue und wisse, dass du einen Zugang zu intuitivem Wissen und Weisheit hast. Denn mit dem fünften Strich ist die Quintessenz hinzugekommen, das fünfte Element, der Geist.

Vertraue den inneren Botschaften, die da auftauchen mögen, oder auch den äußeren Zeichen, wie Tiere, die dir am Wegesrand begegnen, Briefe, Telefonate oder Angebote, die du in dieser Zeit erhältst. Alles kann wertvolle Impulse und Botschaften für dein Leben bereithalten. Du bist jetzt offen, diese zu empfangen. Räume dem geistigen und spirituellen Streben momentan mehr Platz in deinem Leben ein, dann wirst du die Botschaften immer deutlicher empfangen können.

6 parallele Striche

Grad 6

Energieverschiebung um 225°

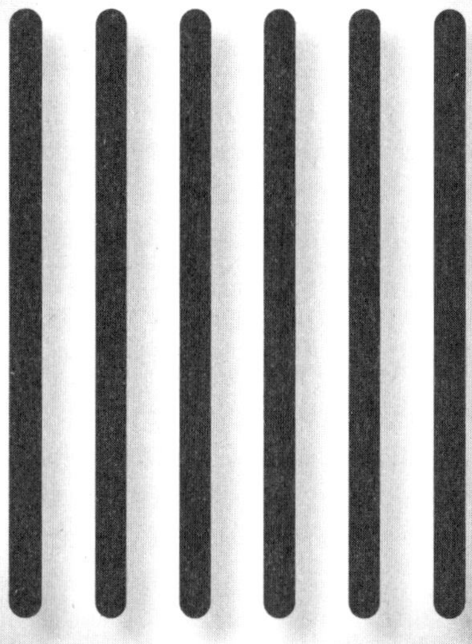

Harmonisierung
von starker Belastung

Das Symbol

Mit „6 parallele Striche“ (gleichbedeutend mit 1-Strich-Sinus) wird eine starke Belastung angezeigt. Die Tensorbewegung formt sich zu einer stehenden Ellipse mit Linksdrehung. Im Energiekreis zeigt sich Grad 6 bei 225°, der Wendepunkt von 180° wurde bereits überschritten. Damit haben wir mit sechs Strichen zum allerersten Mal in dem System des Energiekreises den Kontakt zum Positiven verloren.

Auch die Schulnote Sechs signalisiert uns sofort: Es ist nun allerhöchste Zeit, etwas zu tun. Geeignete Maßnahmen aus der Neuen Homöopathie oder anderen Heilsystemen können jetzt helfen, damit die Ursprungsschwingung von 0° wieder erreicht wird. Jetzt ist es wichtig, dass unser Biosystem Unterstützung von außen erfährt, da die Selbstheilungskräfte alleine nicht mehr ausreichen, um wieder in den positiven Bereich zu gelangen.

Die Seelenbotschaft

Das Sechseck zeigt sich oft im Bauplan der Schöpfung. Ob Honigwabe oder Körperzellen, die Mosaikstruktur des Sechsecks ist überall in der Natur anzutreffen. Und so repräsentieren sechs Striche die göttliche Ordnung, die kosmische Harmonie.

Wenn du die Karte „6 parallele Striche“ gezogen hast, geht es darum, alles, was eventuell ins Stocken geraten ist, wieder in den Fluss zu bringen. Jetzt kannst du loslassen und dich wie ein Fisch im Wasser von dem göttlichen Strom treiben lassen.

Auch Kunst und Liebe können ein Thema sein, wenn du diese Karte gezogen hast. Vielleicht tut dir eine künstlerische Tätigkeit im Moment gut, um deine Energien auszubalancieren. In der Numerologie gilt die 6 als wahrer Glücksbringer.

7 parallele Striche

Grad 7

Energieverschiebung um 270°

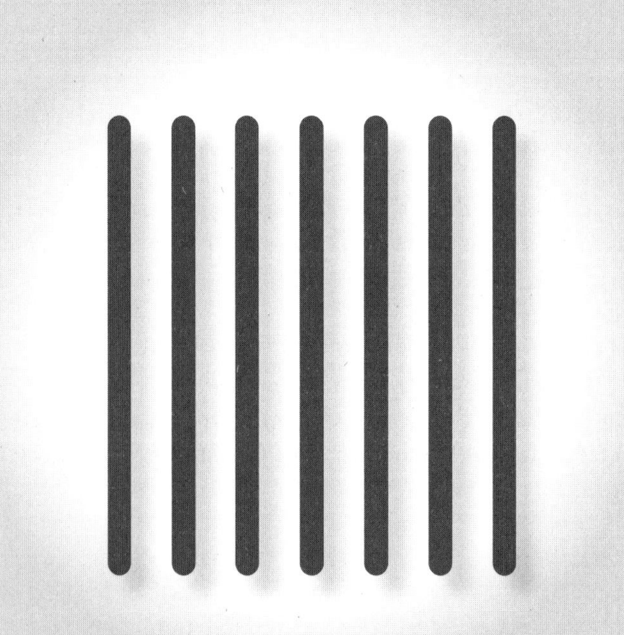

Harmonisierung
von sehr starker Belastung

Das Symbol

„7 parallele Striche“ deuten eine sehr starke Belastung an (gleichbedeutend mit 2-Strich-Sinus). Der Tensor zeigt in einer kreisförmigen Linksrotation Grad 7 bei 270° an.

Grad 7 ist die stärkste Belastung, die mit „Medizin zum Aufmalen“ behandelbar ist, auf Testungen darüber gibt es keine Resonanz auf die heilenden Zeichen.

Zeigt sich bei einer Testung Grad 7 im Biosystem Mensch oder Tier, besteht dringender Handlungsbedarf mit Symbolmedizin (Aufmalen, Wasserübertragung etc.; vgl. S. 25ff.) oder Anwendungen bzw. Medikamenten aus anderen Heilsystemen. Fest steht, dass die Selbstheilungskräfte des Organismus bei dieser Belastung alleine nicht mehr ausreichen. Auch eine Unverträglichkeit, etwa von Nahrungsmitteln, die sich bei Grad 7 zeigt, ist sehr hoch.

Die Seelenbotschaft

Die 7 ist eine ganz besondere Zahl, denn sie entsteht aus der Verbindung der 3 und der 4. Man sagt, hier hat sich der Geist mit der Materie verbunden. Deshalb gilt die 7 auch als heilige Zahl.

Zum Symbolkreis der „7 parallelen Striche“ zählen die sieben Weltwunder, die sieben Planeten, die sieben Säulen der Weisheit u. v. m. Wenn du „7 parallele Striche“ gezogen hast, so geht es jetzt um die Vervollständigung des Ganzen. „Am siebten Tag sollst du ruhen“: Jetzt darfst du dir nach großer Mühsal ruhig auch einmal eine Auszeit gönnen, in der du die Früchte erntest und sie auch genießt. Du kannst dich nicht nur für andere aufopfern, nein, jetzt ist es an der Zeit, dass du auch einmal an dich denkst, innehältst und mit Staunen reflektierst, welche Wegstrecke du schon zurückgelegt hast.

8 parallele Striche

Grad 8

Energieverschiebung um 315°

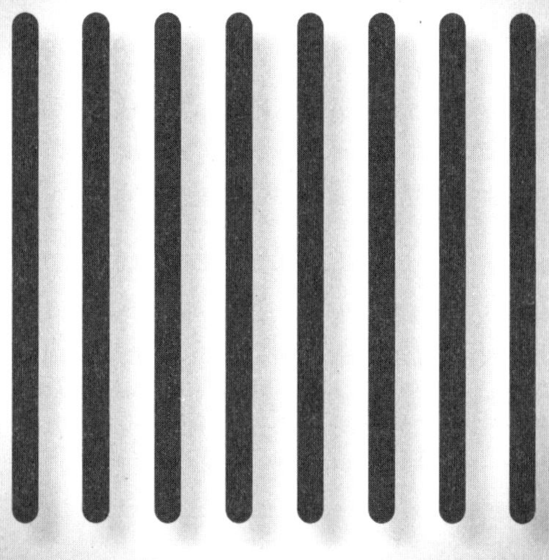

Harmonisierung
von extrem starker Belastung

Das Symbol

Die Tensorbewegung zeigt mit einer Linksdrehung und einer liegenden Ellipse den Grad 8 an, eine extrem starke Belastung bei 315°. Diese stärkste Belastung, die nach dem System des Vektorenkreises überhaupt angezeigt werden kann, bevor sich der Kreis wieder mit neun Strichen schließt, testet allerdings sehr selten.

Ob „8 parallele Striche“ oder 3-Strich-Sinus, in der Neuen Homöopathie kommen diese Zeichen daher so gut wie nie zum Einsatz. Laut Erich Körbler scheiterten auch alle Testversuche, mit „8 parallelen Strichen“ die Ursprungsschwingung wiederherzustellen. Teste in diesem Fall aus, ob eine Behandlung mit dem 2-Strich-Sinus angezeigt ist, häufig bringen diese Zeichen schon die erwünschte Hilfe, um wieder in die Ursprungsenergie zu gelangen. Ansonsten teste, welche anderen Anwendungen oder Heilmittel jetzt effektiv sind.

Die Seelenbotschaft

Wer durch die sieben Himmel gegangen ist, erreicht mit der 8 die Wohnstätte der Götter. Wenn du „8 parallele Striche“ gezogen hast, geht es in deinem Leben um einen Neuanfang auf höherer Ebene, du stehst an der Schwelle zu etwas ganz Neuem.

Erlaube dir jetzt selbst, den Raum einzunehmen, den du für deine neuen Projekte benötigst. Zögere und zweifle nicht, denn der richtige Zeitpunkt dafür ist gekommen. Auf sieben Ebenen hast du deine Lernaufgaben bereits erfüllt, jetzt geht es darum, kreativ zu werden und selbst im Lichte Gottes zu wirken.

Vielleicht bist du ein spiritueller Lehrer, dann ist es jetzt an der Zeit, nach außen zu gehen. Oder du interessierst dich für eine neue Unternehmung – nun ist die richtige Zeitqualität gekommen, wo du dies zum Wohle aller realisieren kannst.

9 parallele Striche

Grad 9

Die Vollendung des Kreises

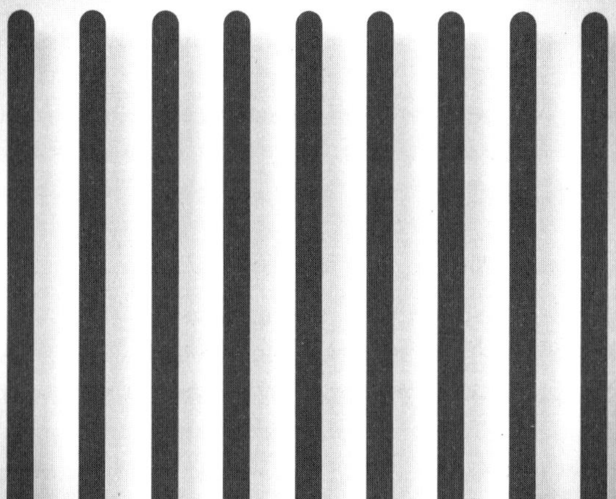

Der Übergang in die nächste Dimension

Das Symbol

„9 parallele Striche" bedeuten, dass der energetische Kreis einmal umrundet wurde. Wir befinden uns wieder an der Ausgangsposition bei 0° – jedoch eine Oktave höher. Hier schließt sich der Kreis wieder. So wie wir einen Lebenszyklus durchlaufen, ist das Ende des Kreises gleichzeitig der Neubeginn. Der Tensor zeigt die gleiche Bewegung und schwingt in die gleiche Richtung wie bei Grad 1, deiner Ja-Bewegung.

Dass es sich um „9 parallele Striche" und nicht um „1 Strich" handelt, erkennt man in der Regel an dem etwas stärkeren Rutenausschlag. Die Frequenz der Welle entspricht zwar der von Grad 1, jedoch ist die Amplitude höher. Das bedeutet, dass diese Schwingung unsere Eigenschwingung verstärkt. Beim Testen von homöopathischen Mitteln zeigen uns die „9 parallelen Striche" das Simile an.

Die Seelenbotschaft

Neun Striche – das ist die höchste Anzahl von Strichcodes. In der 9 sind alle anderen Zahlen enthalten und damit alle Erfahrungen. Die 9 ist Vollendung und Neubeginn zugleich, der Übergang in eine höhere Sphäre.

Wenn du die Karte „9 parallele Striche" gezogen hast, geht es in deinem Leben darum, die schon vorhandene positive Energie in einem Neuanfang zu verstärken. Entscheidend ist, dass man sich dabei aber immer selbst treu bleibt. Dies ist eine wichtige Botschaft der 9 an dich, denn 9 ist die einzige Zahl, deren sämtliche Produkte mit anderen Zahlen stets die Quersumme 9 ergeben. So bleibt sie sich selbst immer treu.

Vor jedem Neubeginn sollte auch ein innerer Rückzug, eine innere Sammlung, ja die Selbsterkenntnis stehen.

Die 9 kann auch bedeuten, dass jetzt eine grundlegende Veränderung notwendig ist.

Sinus

Grad 5
Umkehrzeichen

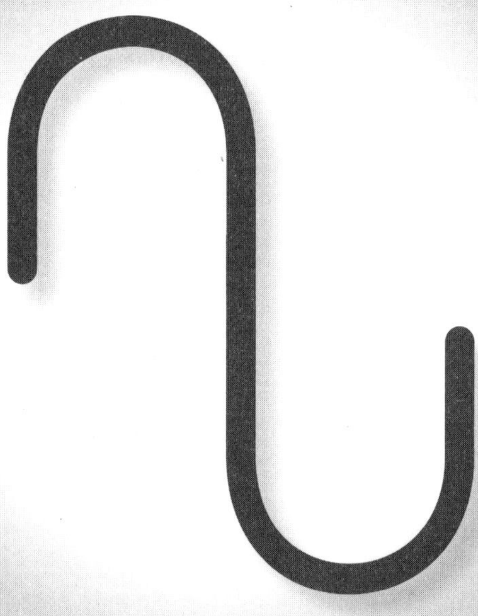

Die Situation
ins Gegenteil verkehren

Das Symbol

Das Umkehrzeichen Sinus ist gleichbedeutend mit „5 parallele Striche“, der Tensor zeigt uns bei 180° die Nein-Bewegung an. Erich Körbler stellte fest, dass das Sinuszeichen eine tiefergehende Wirkung hat als „5 parallele Striche“; daher wird dieses Zeichen vorzugsweise als „Ersatz“ für jenes angewendet. Auf den Körper aufgemalt oder beim Umschreiben von Erkrankungen mittels Wasserübertragungen kehrt das Sinuszeichen die Schwingung um 180° um: Unverträgliches wird verträglich, dies gilt aber auch umgekehrt. Daher sollte die Anwendungsdauer des Sinuszeichens immer genau ausgetestet werden.

Testet Sinus, dann zeigt uns dieses Zeichen eine manifeste Belastung an. Wird dank des Sinus eine Information „umgekehrt“, erreichen wir wieder die Ursprungsschwingung bei Grad 1.

Die Seelenbotschaft

Das Sinuszeichen will signalisieren, dass eine Situation ins Gegenteil verkehrt ist, etwas in deinem Leben ist aus dem Zustand der natürlichen Harmonie gefallen. Wenn du die Karte „Sinus“ gezogen hast, kann dir die Information, die in der Zahl 5 steckt, den Weg erhellen, um wieder in den Zustand der Harmonie zu gelangen. Sei es, dass es sich um eine Erkrankung oder um ein anderes Lebensthema handelt.

Jetzt geht es in deinem Leben darum, wieder den Zugang zu deiner inneren Welt zu erlangen. Du kannst dies leicht erreichen, indem du beispielsweise jeden Tag ein wenig meditierst, in deine Mitte gehst. Meditieren kann man auf vielerlei Art, höre Musik, mache einen Waldspaziergang oder begib dich in die Stille, ganz nach deiner Façon. Und dann lausche nach innen, was du hörst.

1-Strich-Sinus

Grad 6

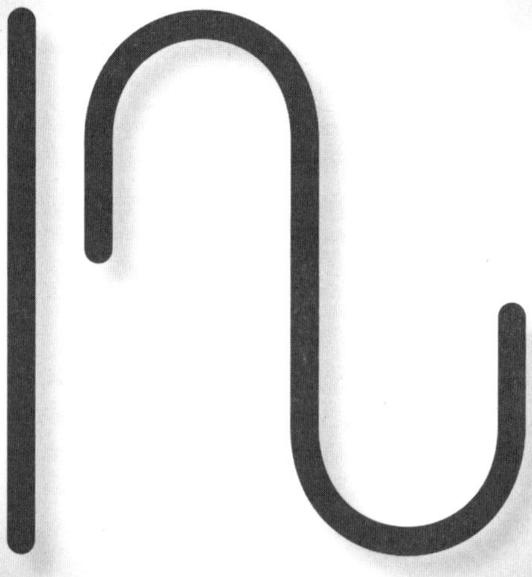

Harmonisierung
von starker Belastung

Das Symbol

„1-Strich-Sinus“ ist gleichbedeutend mit„6 parallele Striche“ (vgl. S. 49). Es wird eine starke Belastung angezeigt. Die Tensorbewegung formt sich zu einer stehenden Ellipse mit Linksdrehung. Im Energiekreis zeigt sich Grad 6 bei 225°, der Wendepunkt von 180° wurde bereits überschritten. Damit haben wir mit 1-Strich-Sinus zum allerersten Mal in dem System des Energiekreises den Kontakt zum Positiven verloren. Auch die Schulnote 6 signalisiert uns sofort: Es ist jetzt allerhöchste Zeit, etwas zu tun. Geeignete Maßnahmen aus der Neuen Homöopathie oder anderen Heilsystemen können jetzt helfen, damit die Ursprungsschwingung von 0° wieder erreicht wird. Jetzt ist es wichtig, dass unser Biosystem Unterstützung von außen erfährt, da die Selbstheilungskräfte alleine nicht mehr ausreichen, um wieder in den positiven Bereich zu gelangen.

Die Seelenbotschaft

Hast du die Karte „1-Strich-Sinus“ gezogen, signalisiert sie dir, dass ein Teilbereich deines Lebens in den Schatten getreten ist. So wie sich Tag und Nacht im Rhythmus abwechseln, so können auch einzelne Teilbereiche deines Lebens gerade vom Licht getrennt sein. Mit Hilfe des mit einem Strich verstärkten Umkehrprinzips des Sinuszeichens kannst du mit deinem Thema wieder auf die lichte Hälfte des Energiekreises gelangen.

Auf deiner Reise dorthin hilft dir die Zahl 6, die in dem 1-Strich-Sinus-Zeichen repräsentiert ist. Sie gibt dir den Hinweis, dass du dich nicht zurückziehen, sondern, ganz im Gegenteil, herausgehen sollst. Sie zeigt auch auf, dass sich die Reise in die positive Hälfte des Energiekreises lohnt, denn dort wartet auf dich die kosmische Harmonie auf allen Ebenen des Daseins.

2-Strich-Sinus

Grad 7

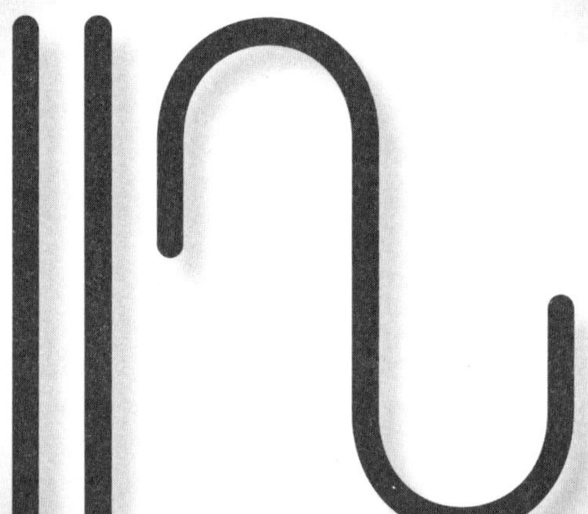

Harmonisierung
von sehr starker Belastung

Das Symbol

2-Strich-Sinus ist gleichbedeutend mit „7 parallele Striche“ (vgl. S. 51). Es wird eine sehr starke Belastung angezeigt. Der Tensor dreht in einer kreisförmigen Linksrotation und zeigt Grad 7 bei 270° an.

Grad 7 ist die stärkste Belastung, die mit „Medizin zum Aufmalen“ behandelbar ist, auf Testungen darüber gibt es keine Resonanz auf die heilenden Zeichen. Zeigt sich bei einer Testung Grad 7 im Biosystem Mensch oder Tier, besteht dringender Handlungsbedarf mit Symbolmedizin (Aufmalen, Wasserübertragung etc.; vgl. S. 25ff.) oder Anwendungen bzw. Medikamenten aus anderen Heilsystemen. Fest steht, dass die Selbstheilungskräfte des Organismus bei dieser Belastung alleine nicht mehr ausreichen. Auch eine Unverträglichkeit, etwa von Nahrungsmitteln, die sich bei 2-Strich-Sinus zeigt, ist sehr hoch.

Die Seelenbotschaft

Wenn du die Karte „2-Strich-Sinus“ gezogen hast, signalisiert sie dir, dass Teilbereiche deines Lebens sehr stark von der harmonischen Ursprungsschwingung abgekehrt sind. Jetzt geht es darum, mit Hilfe des zweifach verstärkten Umkehrprinzips wieder dorthin zurückzugelangen. Die Botschaft, die zugleich in der Zahl 7 steckt, die in 2-Strich-Sinus repräsentiert ist, zeigt dir einen Lösungsweg auf, um aus diesem Konflikt herauszukommen: Selbstliebe und Selbstwert sind hier die Schlüsselwörter. Vielleicht fühlst du dich als Opfer deiner Umstände; jetzt ist es aber an der Zeit, selbst die Verantwortung für dein Leben in die Hand zu nehmen. Wenn du dies tust, bist du nicht mehr länger Opfer, sondern du kannst in Zukunft aus deiner harmonischen Ganzheit des Menschseins agieren und deinen eigenen Lebensweg in Frieden gehen.

3-Strich-Sinus

Grad 8

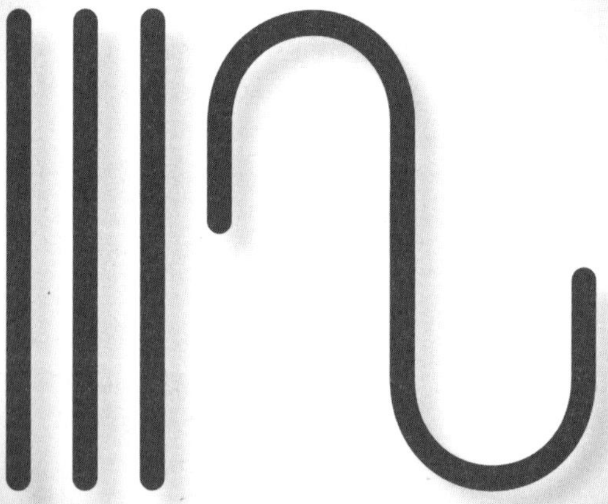

Harmonisierung
von extrem starker Belastung

Das Symbol

3-Strich-Sinus ist gleichbedeutend mit „8 parallele Striche“. Die Tensorbewegung zeigt mit einer Linksdrehung und einer liegenden Ellipse den Grad 8 an, eine extrem starke Belastung bei 315°. Diese stärkste Belastung, die nach dem System des Vektorenkreises überhaupt angezeigt werden kann, bevor sich der Kreis wieder mit neun Strichen schließt, testet allerdings sehr selten.

Ob 3-Strich-Sinus oder „8 parallele Striche“, in der Neuen Homöopathie kommen diese Zeichen daher so gut wie nie zum Einsatz. Laut Erich Körbler scheiterten auch alle Testversuche, mit diesen Zeichen die Ursprungsschwingung wiederherzustellen. Teste in diesem Fall aus, ob eine Behandlung mit dem 2-Strich-Sinus angezeigt ist, häufig bringen diese Zeichen schon die erwünschte Hilfe, um wieder in die Ursprungsenergie zu gelangen. Ansonsten teste, welche anderen Anwendungen oder Heilmittel jetzt effektiv sind.

Die Seelenbotschaft

Die Karte „3-Strich-Sinus“ signalisiert, dass Teilbereiche deines Lebens tief in den Schatten getreten sind. Wie im oberen Absatz angedeutet, bringt das dreifach verstärkte Umkehrzeichen nicht den gewünschten Erfolg. Arbeite an deinem Thema jedoch in jedem Fall mit dem 2-Strich-Sinus-Zeichen. Des Weiteren liefert die in 3-Strich-Sinus repräsentierte Bedeutung der Zahl 8 einen zusätzlichen geistigen Heilimpuls: Wer auf höherer Ebene einen Neubeginn wagen will, muss in jedem Fall etwas Gepäck ablegen. Wenn wir in eine neue Wohnung ziehen, trennen wir uns von Altem, von allem, was wir nicht mehr benötigen. Trenne dich von altem Ballast, wirf alles ab, was in deinem neuen Leben nicht mehr zu dir passt. So lässt sich ein Neuanfang leichter bewerkstelligen!

Ypsilon

Verstärkungszeichen

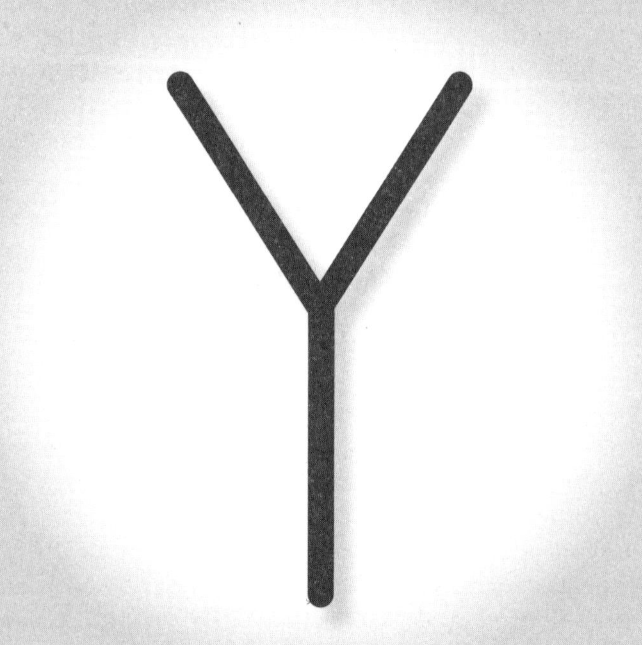

Wirkt positiv
und verstärkt

Das Symbol

In der Natur gibt es sehr viele Erscheinungen, in denen sich das Ypsilon-Symbol offenbart. So haben beispielsweise Antikörper eine Ypsilonform und eine ähnliche Wirkweise wie das Körbler'sche Ypsilon: Sie machen Unverträgliches verträglich bzw. unschädlich. Antikörper können in die DNS von Bakterien oder Viren eindringen und diese dadurch ungefährlich machen. Das Ypsilon wandelt negative Informationen in positive um, positive werden verstärkt und manifestiert. Daher ist das Ypsilon in der Neuen Homöopathie das letzte Zeichen in der Abfolge einer Wasserübertragung: Das gute erzielte Ergebnis soll damit gefestigt werden.

Auf den Körper aufgemalt, nutzt man das Ypsilonzeichen vorwiegend dazu, um Körpersäfte wieder in den Fluss zu bringen, etwa bei Ansammlungen von Gewebswasser u. Ä.

Die Seelenbotschaft

Wenn du dir Karte „Ypsilon" gezogen hast, springt einem die Botschaft gleich ins Auge: Die Ypsilonform erinnert an einen Menschen, der mit geöffneten Armen dasteht, sich gen Himmel ausrichtet und Kraft tankt. Jetzt geht es in deinem Leben darum, kurz innezuhalten und neue Energie zu tanken. Vielleicht tun dir körperliche Übungen wie Yoga oder Waldspaziergänge gut. Auch in einem Kurzurlaub kann man seine Energiereserven wieder neu auffüllen. Sind die Tanks wieder gefüllt, können die Lebenssäfte wieder fließen, jetzt können wir wieder im Einklang mit dem Kosmos wirken und sind mit unserer eigenen Spiritualität verbunden.

Auch kann das Ypsilon symbolisch für die Vereinigung der Dualität bzw. Polarität stehen: Zwei Möglichkeiten (kurze Striche links und rechts) vereinen sich zu einer Einheit (langer Strich).

Doppel-Ypsilon

Kraftvolles Verstärkungszeichen

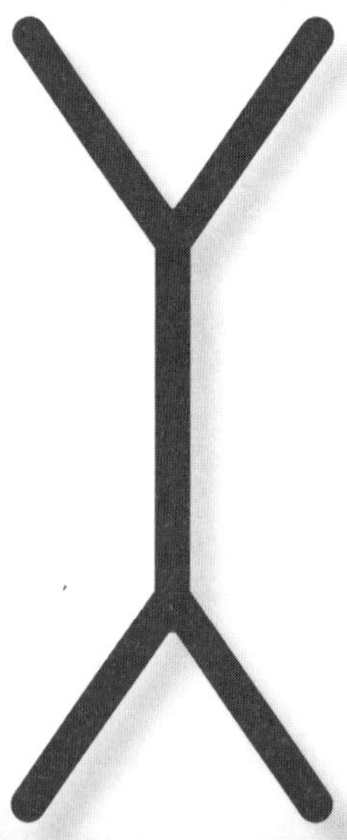

Positive Kraft
in alle Richtungen

Das Symbol

In der Natur gibt es viele Erscheinungsformen, in denen sich das Ypsilon-Symbol offenbart. So haben beispielsweise Bäume oft eine Ypsilonform. Das doppelte Ypsilon verbindet uns gleichzeitig mit dem Himmel und der Erde. Wenn du dich gerade hinstellst, die Arme im 45°-Winkel nach oben hin öffnest und die Beine grätschst, kannst du die Form des Doppel-Ypsilon nachahmen. Du schaffst dir damit deinen eigenen Ort der Kraft und lässt die Energie des Himmels und der Erde in dich hineinfließen. So kannst du die Energie in deinem Biosystem wieder aufladen. Alle Informationen, die im Augenblick vorhanden sind, werden zudem von der Ypsilonform ins Positive umgewandelt. Auf den Körper aufgemalt, nutzt man das Doppel-Ypsilonzeichen vorwiegend dazu, um Wechselwirkungen oder selbstzerstörerische Programme im Körper bzw. auf seelisch-emotionaler Ebene auszugleichen. Generell ist es ein sehr stark harmonisierendes Symbol.

Die Seelenbotschaft

Das Doppel-Ypsilon sorgt für einen Ausgleich zwischen Himmel und Erde. Wenn du diese Karte gezogen hast, deutet dies darauf hin, dass es etwas in deinem Leben gibt, das dich ab und zu aus der Bahn wirft. Möglicherweise handelt es sich um Hormonschwankungen, aber auch geistige Übergriffe oder negative Gedanken können dich aus deinem Gleichgewicht bringen. Auch die Tendenz zu selbstzerstörerischem Denken wirkt sich negativ auf dein Biosystem aus und wirft dich aus deiner Mitte, deinem ruhenden Pol. Hier hilft dir das Zeichen des Doppel-Ypsilons, wieder in dein Kraftzentrum zurückzufinden. Alle negativen Informationen werden ins Positive verwandelt. Ahme auch öfters das Ypsilon mit deiner Körperhaltung wie oben beschrieben nach, das stabilisiert und verleiht sofort neue Kraft.

Elektrosmog-Zeichen

Harmonisierung von Elektrosmog

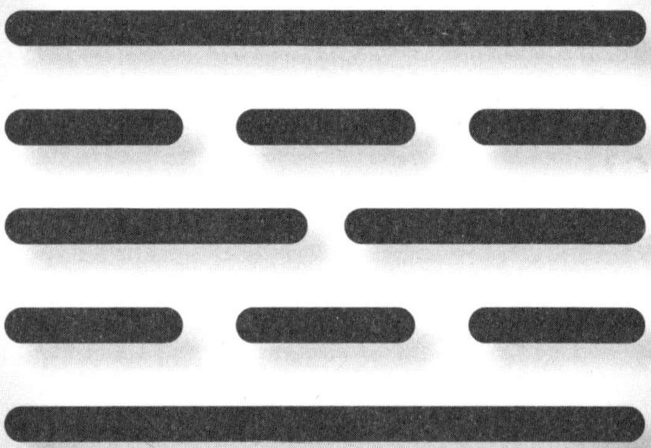

Schützt
und schirmt ab

Das Symbol

Dieses Zeichen besteht aus einer einfachen Strichkombination und erinnert an ein I-Ging-Zeichen. Es wird hauptsächlich bei einer Elektrosmogbelastung verwendet, die am Akupunkturpunkt LG 20, an der höchsten Stelle des Scheitels, getestet werden kann. Zur Harmonisierung der Störung muss man lediglich dieses Zeichen, das auch einer Autobahn ähnelt, ein paar Minuten lang betrachten. Bei sehr starker Elektrosmog-Belastung kann man mittels dieses Zeichens auch eine Wasserübertragung machen.

Das Elektrosmog-Zeichen eignet sich sehr gut, um elektrische Geräte, die Elektrosmog abstrahlen, zu entstören, wie beispielsweise Radiowecker, Fernseher, Mikrowellengeräte, DECT- und Mobilfunktelefone u. v. m. Zu diesem Zweck kann das Zeichen einfach auf das jeweilige Gerät aufgeklebt werden.

Die Seelenbotschaft

Das Elektrosmog-Zeichen schützt und schirmt vor Elektrosmog ab. Wenn du diese Karte gezogen hast, gibt sie Hinweis darauf, dass du momentan „schutzbedürftig" bist. In jedem Fall solltest du testen lassen, ob eine Elektrosmogbelastung bei dir vorliegt, und dann versuchen, diese in Zukunft zu vermeiden oder die Belastung durch entsprechende Entstörung mittels Zeichenanbringung zu verringern. Es kann aber auch sein, dass sich ein anderes Thema in deinem Leben zeigen möchte, weswegen du momentan „Schutz und Abschirmung" benötigst. Ist dies der Fall, dann mache dir Gedanken, wo du dich behütet fühlst. Richte dir beispielsweise ein kuscheliges Zimmer ein, in das du dich zeitweise zurückziehen kannst, bis dein Thema geklärt ist oder bis du wieder mit neuen Lebensenergien aufgeladen bist. Dann kannst du die schützende Eihülle wieder verlassen.

Balkengleiches Kreuz

Schutzzeichen

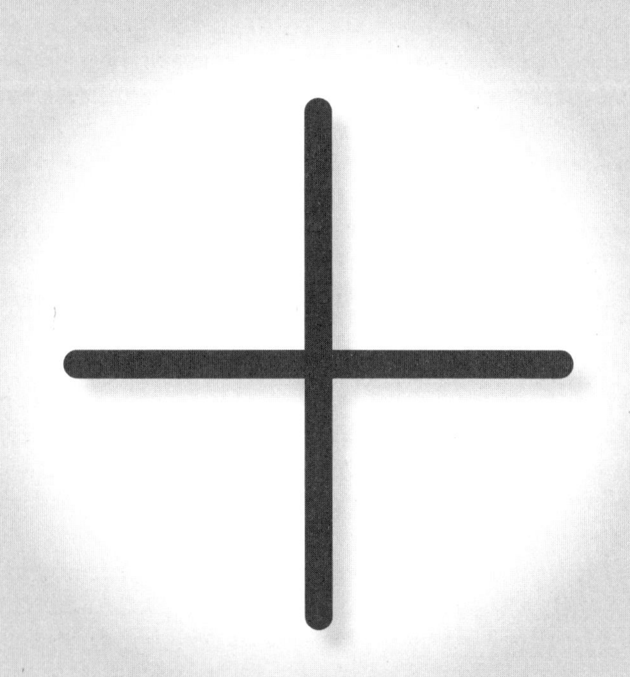

Schutz
und Abwehr

Das Symbol

Das balkengleiche Kreuz wurde in allen alten Kulturen verwendet, bekannt ist es hauptsächlich als christliches Symbol. Durch Verschieben des waagrechten Balkens nach oben wurde es zum Passionskreuz. Aber nur die balkengleiche urchristliche Kreuzform hat eine schützende und abschirmende Wirkung.

In der Informationsmedizin findet das balkengleiche Kreuz hauptsächlich bei der Wohnraumsanierung Anwendung, um zum Beispiel Wasseradern oder andere geopathogene Zonen abzuschirmen. Wird das Symbol zu diesem Zweck verwendet, muss man wissen, dass es wirklich nur eine abschirmende Funktion hat – die geopathische Belastung ist dadurch nicht verschwunden. Das Bett oder den Schreibtisch an einer anderen Stelle zu positionieren ist – wenn möglich – die beste Wahl.

Die Seelenbotschaft

Das balkengleiche Kreuz vereint die Gegensätzlichkeiten der Welt (die vier Himmelsrichtungen, die vier Elemente). Vielleicht hast du im Augenblick die Orientierung oder die richtige Ausrichtung in deinem Leben verloren. Oder du bedarfst eines besonderen Schutzes, den dir die Kräfte der vier Himmelsrichtungen und die vier Elemente Feuer, Erde, Wasser und Luft gewähren können.

Das balkengleiche Kreuz dient dir als Schutzzeichen, indem du es beispielsweise auf ein Blatt Papier oder intuitiv auf eine Stelle am Körper aufmalst oder in der Hosen- oder Jackentasche bei dir trägst. Es wird dich dabei unterstützen, die Gegensätzlichkeiten in dieser Welt besser annehmen und integrieren zu können. Dadurch fühlst du dich behütet und beschützt und findest zurück in einen Zustand universeller Harmonie.

Jerusalemkreuz

Kraftvolles Schutzzeichen

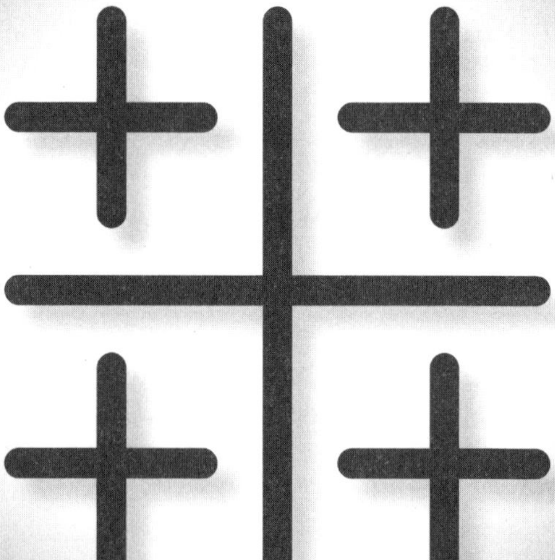

Schutz
und Abwehr

Das Symbol

Das Jerusalemkreuz stellt eine Verstärkung des balkengleichen Kreuzes dar (vgl. S. 71). Letzteres wurde in allen alten Kulturen verwendet, bekannt ist es hauptsächlich als christliches Symbol. Durch Verschieben des waagrechten Balkens nach oben wurde es zum Passionskreuz. Aber nur die balkengleiche urchristliche Kreuzform hat eine schützende und abschirmende Wirkung.

In der Informationsmedizin findet das balkengleiche Kreuz hauptsächlich bei der Wohnraumsanierung Anwendung, um zum Beispiel Wasseradern oder andere geopathogene Zonen abzuschirmen. Bringt das balkengleiche Kreuz in der Testung mit der Einhandrute keinen Ausgleich, empfiehlt sich die Verstärkung des Symbols im Jerusalemkreuz, auch „griechisches Kreuz" genannt: Zeichne ein großes Kreuz und jeweils vier kleinere in die Quadranten dazu und lege das Zeichen dann direkt auf die Störzone auf.

Die Seelenbotschaft

Das Jerusalemkreuz wird gemeinhin gedeutet als Christus (großes mittleres Kreuz) und die vier Evangelisten (vier kleine Kreuze) Matthäus, Markus, Lukas und Johannes. Wenn du diese Karte gezogen hast, stehen dir bei deinem Anliegen mächtige himmlische Wesen zur Seite. Die Verfasser der Evangelien werden auch in der Abfolge Mensch – Löwe – Stier – Adler beschrieben, vier Wesen, die in der Gegenwart Gottes beheimatet sind und seine vier Gesichter zeigen. Diese sind zwar sehr verschieden, ihrem Wesen nach jedoch gleich.

So mag dich diese Karte auch dazu aufrufen, dich wieder zu erinnern, dass das Göttliche allem, was existiert, zugrunde liegt. Wir stammen alle aus der einen göttlichen Quelle. So meditiere über die größte Selbsterkenntnis, das „Ich bin".

Punkt

Keim des Universums

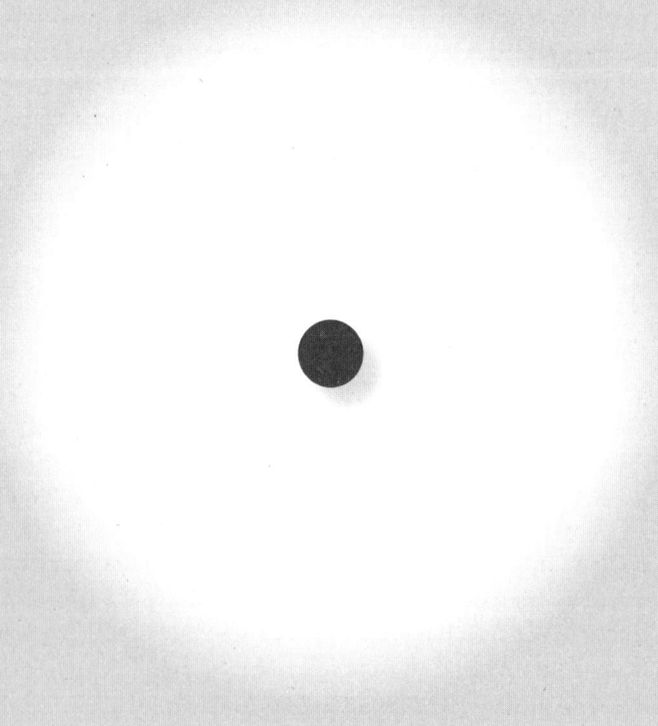

Schöpfe deine Kraft
aus der Ruhe in deiner Mitte

Das Symbol

Der Punkt ist der Keim des Universums. Er ist einerseits das große „Nichts", das doch das ganze Potenzial der Schöpfung enthält. Im Gegensatz zur Linie bzw. einer Strecke hat der Punkt keine Ausdehnung. Und dennoch können wir ihn nur darstellbar machen, wenn wir ihm etwas Raum geben, und darin liegt schon sein vermeintlicher Widerspruch: Es braucht etwas Ausdehnung, um das ganze schöpferische Potenzial des Punktes wahrnehmen zu können. Der Punkt wird auch „Gott in Ruhe" genannt. Gott ruht in sich, ohne sich selbst erfahren oder reflektieren zu wollen, auch nicht durch Gedanken über sich selbst. Gott IST einfach. Der Punkt ist das reine Sein. Wenn das Symbol als Satzzeichen „einen Punkt macht", dann beendet dieser etwas, zu dem es nichts weiter zu sagen gibt. Danach kann der neue Satz, eine neue Aussage beginnen.

Die Seelenbotschaft

Wenn du die Karte „Punkt" gewählt hast, dann kann dies bedeuten, dass du in deinem Leben oder in deiner jetzigen Situation „einen Punkt machen" sollst. Es gibt irgendetwas in deinem Leben, was es nicht wert ist, weiterverfolgt zu werden, oder das abgeschlossen ist. Das weitere Verfolgen des Themas oder das unmäßige Darüber-Reden würde dich nur unnötig Energie kosten. „Mache einfach einen Punkt" unter das Thema, das dich eventuell schon über längere Zeit beschäftigt. Es ist Zeit, das zu beenden. Gehe in dein Zentrum, in deine Mitte, indem du dich wie der Punkt in dich zurückziehst und einfach nur du selbst bist. Es ist jetzt gut, nichts zu wollen und nichts tun zu müssen. Daraus entsteht eine neue Kraft, dein Potenzial, das du bald so dringend brauchen wirst. Du schöpfst es aus dem ruhenden Zentrum in deiner Mitte.

Punkt mit Kreis

Sonnenzeichen

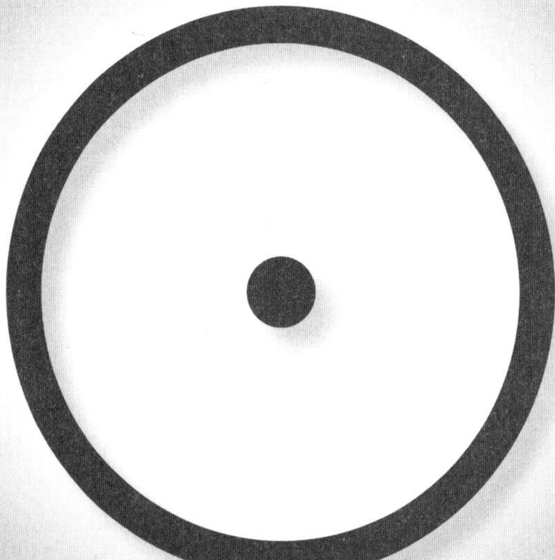

Strahle aus der Kraft
deiner Mitte hinaus

Das Symbol

Der Punkt mit Kreis ist Ausdruck für die Ganzheit des Universums. Eines Tages genügte es Gott (dem ruhenden Punkt = schöpferisches Potenzial) in der Mitte nicht mehr, einfach nur zu „sein". Er wollte sich selbst erfahren, indem er sich von außen betrachten konnte. So entstanden die erste Linie und der erste Punkt auf dem äußeren Kreis. Wie ein Mensch, der sein Gesicht auf einer glatten Wasseroberfläche sieht, spiegelt das Sonnenzeichen das Gesetz der Reflexion und Selbsterkenntnis. Nur indem wir aus der Mitte heraustreten, können wir uns selbst erkennen.

Das Sonnenzeichen gilt auch als kraftvolles Verstärkungszeichen, positive Energien werden in alle Richtungen verstärkt. Innerhalb dieses Gesetzes machen wir unsere Lernerfahrungen auf unserer Erde. Wie innen, so außen, wie oben, so unten. Alle Realität ist durch Spiegelung erschaffen.

Die Seelenbotschaft

Wenn es etwas gibt, das dich in deinem Leben stört, dann wisse, dass dir damit nur ein Spiegel vorgehalten wird. Was sendest du aus, das solch ungünstige Umstände in deinem Leben, in deiner Arbeit, in deiner Partnerschaft anzieht? Ziehe dich zurück in deinen inneren Punkt und spüre das Thema, das dich stört, dort auf. Fühle, in welchen Situationen du genauso handelst oder früher so gehandelt hast, wie es sich jetzt im Außen bei dir zeigt. Wenn du tief in deinem Unterbewusstsein den Funken des Zweifels, des Verurteilens von anderen oder das Bewerten des Verhaltens deiner Mitmenschen entdeckt hast, so hat bereits der erste Schritt zur Heilung deiner inneren und äußeren Situation stattgefunden. Nimm es liebevoll an, dass jeder Aspekt, der dich bei deinen Mitmenschen stört, auch in dir selbst lebt. So kannst du ihn erlösen.

Fischblase Vesica piscis

Fruchtbarkeit

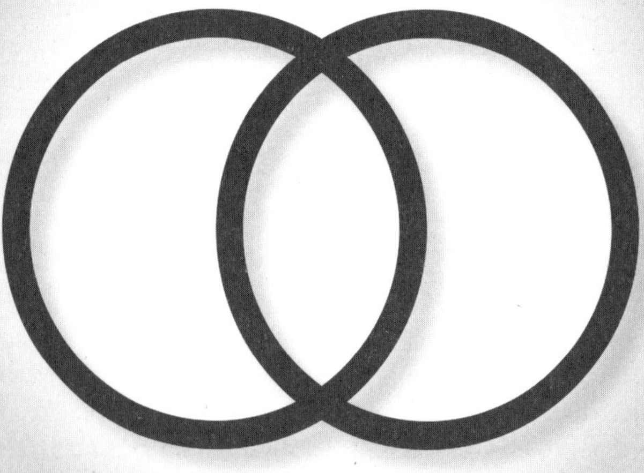

Weibliche Energien fördern
deinen kreativen Fluss

Das Symbol

Nachdem Gott durch Ausstrahlung aus dem Punkt in der Mitte die erste Kugel erschaffen hatte, wollte er dieses gerne wiederholen und damit seinen kreativen Schöpfungsprozess fortsetzen. Er erschuf eine zweite Kugel. Die Fischblase, auch Vesica piscis genannt, entsteht als Überschneidungsmenge aus der Überlappung zweier Kreise bzw. Kugeln. Sie taucht in allen großen Kulturen der Welt auf, zum Beispiel auf dem Deckel des heiligen Brunnens im Garten von Glastonbury, wo sich der Legende nach der heilige Gral befinden soll. Jeder Zellteilungsprozess beginnt mit einer solchen Teilung und Vervielfältigung, und die innere Form der Überlappung erinnert uns auch an die Anatomie der weiblichen Geschlechtsorgane. Es ist das Tor, durch das wir alle die Welt betreten. Die Fischblase ist also auch ein zutiefst weibliches Schöpfungssymbol.

Die Seelenbotschaft

Wenn die Botschaft der Vesica piscis in dein Leben getreten ist, dann bist du aufgefordert, den kreativen Schöpfungsenergien in deinem Leben freien Lauf zu lassen. Die weiblichen Energien deines Bewusstseins fordern und fördern das freie Fließen und die stete Erweiterung deines Schöpfungspotenzials. Versuchst du den Fluss zu bremsen oder gar aus Angst vor Veränderung zu stoppen, dann machst du im besten Falle einen Umweg. Im schlechtesten Falle wirst du womöglich Krankheiten oder Symptome entwickeln, die dich als Sprache des Körpers darauf hinweisen möchten, dass etwas in deinem Leben gestaut ist. Das können unterdrückte Emotionen sein oder das Nicht-wahrhaben-Wollen einer notwendigen Veränderung in deinem Leben. Jede Geburt bringt Schmerzen, aber auch das Potenzial unendlichen Glückes mit sich!

Same des Lebens

Segen und Schutz

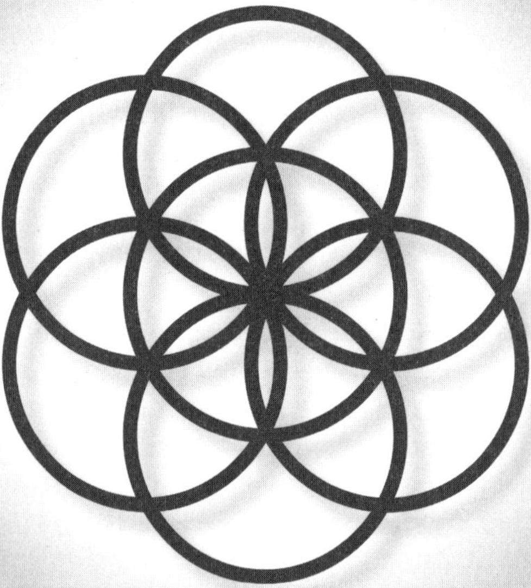

Lege ein gutes Fundament
für deinen weiteren Weg

Das Symbol

Der Same des Lebens symbolisiert den Schöpfungsprozess, die Genesis von sieben Tagen. Ausgehend vom zentralen Kreis in der Mitte, erschuf Gott sechs weitere Kreise durch Vervielfältigung des ersten Kreises und durch Rotation im Uhrzeigersinn. Damit gibt das große Bewusstsein der Mitte seine Schöpfungsenergie nach außen in die Welt. Am siebten Tag ruht der Geist und besieht sich sein Werk, und er befindet es als gut. Der Same ist vollständig und als gutes Fundament für die Entwicklung des Lebens auf der Erde gelegt. So steht der Same des Lebens für Segen und Schutz für alle weitere Entwicklung des Lebens auf der Erde und in unserem Universum. Gleichzeitig enthält er einen „Bewegungsplan" für alle weiteren Schöpfungen, die wir als kreative Wesen aus unserer Mitte heraus vollbringen können und auch sollen.

Die Seelenbotschaft

Wenn du im Augenblick eine Zeit durchlebst, in der sich vieles wackelig und unsicher anfühlt, dann erinnert dich der Same des Lebens daran, dass es einen vollkommenen Bauplan für deinen Lebensweg gibt. Du kannst diesen Plan jederzeit abrufen und als ersten fundamentalen Stein für deine nächsten Vorhaben oder Pläne benutzen. Dann wird es dir leichter fallen, wieder in eine kreativ-schöpferische Bewegung zu kommen, mit der deine Ziele in erreichbare Nähe rücken, sodass du wieder „Land siehst". Du hast den Segen und den Schutz der Erde, deines Heimatplaneten, immer bei dir und alle Projekte, die der Entwicklung deiner Seele dienen, stehen damit unter einem guten Stern. Nach einer Zeit der schöpferischen Tätigkeit gönne dir auch die Muße, dein Werk zu betrachten und es zu würdigen. So spürst du deinen eigenen Wert.

Ei des Lebens

Leben entsteht

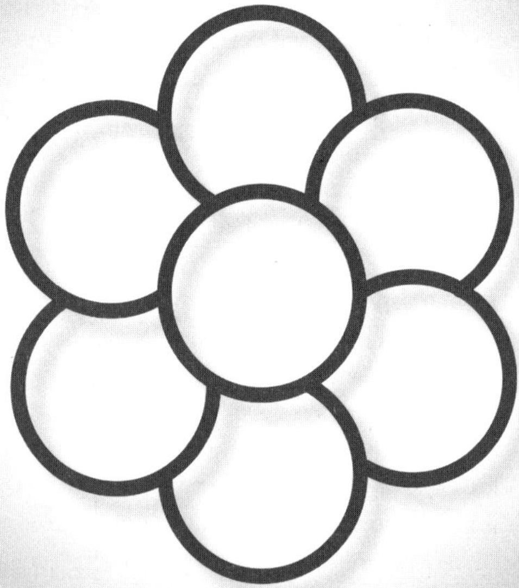

Du befindest dich auf dem
fruchtbaren Weg der Schöpfung

Das Symbol

Das Ei des Lebens ist eigentlich eine dreidimensionale Form: Sie besteht aus acht Kugeln, wobei die achte Kugel hinter der mittleren Kugel liegt. Man sieht sie bei der Draufsicht auf das Symbol nicht. Das Ei des Lebens ist einerseits ein Symbol für die Entwicklung der Tonleiter (Oktave) mit ihren Ganz- und Halbtonschritten und damit für die Harmonien der Musik. Andererseits bildet es das menschliche Chakrensystem ab. So wie die Töne die Oktave durchlaufen, so entwickeln sich die sieben Chakren von der Basis, dem Wurzelchakra, bis hin zum Scheitelchakra in einer gesunden sinnvollen Reihenfolge. Das achte Chakra über dem Scheitel ist bereits der Beginn der nächsthöheren Dimension. Das Ei des Lebens ist eine Form, die sich in der Teilung von Zellen und in den geistig-spirituellen Stadien der Entwicklung eines Embryos wiederfindet.

Die Seelenbotschaft

Alles Leben folgt den harmonikalen Gesetzen, vergleichbar einer Tonleiter. Wenn du dich zurzeit „verstimmt" fühlst, dann kann es sein, dass du aus Eile, Unachtsamkeit oder Unkenntnis den übernächsten Schritt vor dem nächsten machen willst. Alles Leben und alle Lernerfahrung entwickeln sich aber von einem Stadium zum nächsthöheren. So lasse dir die Zeit, jede Entwicklungsstufe und jede Erfahrung in deinem Leben zur Reife zu bringen, auszukosten und zu integrieren. Erst dann kannst du die richtigen Schlüsse daraus ziehen und gestärkt und voller Zuversicht die nächste Stufe erklimmen. Schaffe ein gutes Fundament, indem du dich besonders um dein Wurzelchakra kümmerst, um die Verbindung mit der Natur und mit deinem Platz auf der Mutter Erde, die dich trägt und nährt. Auf dieser heilen Basis entwickeln sich deine Energiezentren mit Leichtigkeit.

Frucht des Lebens

Symbol der Fülle

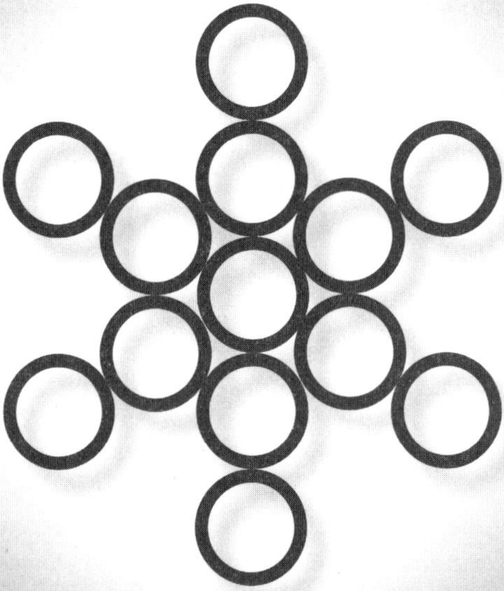

Du hast jetzt Zugang
zu allen Daseinsebenen

Das Symbol

Das Muster der „Frucht des Lebens“ wurde lange Zeit geheim gehalten, weil ihm eine große Macht zugeschrieben wurde. Die Menschen sollten erst lernen, es zum Wohle aller anzuwenden und nicht aus egoistischen Beweggründen. Das Symbol wird aus 13 Kreisen, also ausschließlich weiblichen Formen, gebildet. Sie sind das wunderbare Ergebnis eines Schaffens- und Reifeprozesses, aus dem ein vollkommener Schöpfungs-Code zur bewussten Erschaffung unserer Realität entstanden ist. In dieser neuen hochschwingenden Zeit sind wir nun bereit, die Frucht zu ernten. Wir sind aber auch für das Ergebnis verantwortlich und können niemandem mehr die Schuld zuweisen, wenn uns das Ergebnis unserer Aktivitäten nicht gefällt. Insofern übernehmen wir mit dem Einsatz der Frucht des Lebens die volle Verantwortung für unser Leben.

Die Seelenbotschaft

Wenn dir nicht gefällt, was dir im Außen geschieht oder wie du dich im Innersten fühlst, dann werde dir jetzt bewusst, dass du selbst die Dinge erschaffst, die dir nicht guttun. Beschäftige dich mit der Idee, dass sich jeder Gedanke zu einer Realität manifestieren kann. Der Gedanke legt den Samen und irgendwann erntest du automatisch die Frucht, die du gesät hast. Dann darfst du dich nicht beschweren, dass dir die Frucht nicht schmeckt. Deine Energie folgt deiner Aufmerksamkeit. Wenn du dies weißt, dann kannst du bewusst liebevolle und positive Gedanken erzeugen, an die sich nach einiger Zeit der Übung automatisch positive Gefühle knüpfen werden. Erkenne in aller Klarheit diese Erschaffenskraft, die in dir wohnt. Werde dir klar über deine wirklichen Wünsche und manifestiere sie in Dankbarkeit aus der Liebe deines Herzens.

Blume des Lebens

Das ALL-EINS-SEIN erblüht

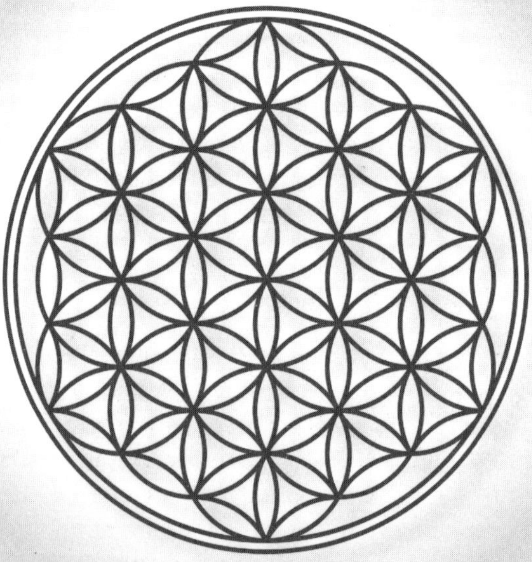

Allumfassende kosmische Hilfe
wird dir zuteil

Das Symbol

Die Blume des Lebens ist das wohl bekannteste und am weitesten verbreitete Symbol der Heiligen Geometrie. Es findet sich in vielen Kulturen der Welt, zum Beispiel am ägyptischen Tempel Abydos. Weltweit wird es als heilig angesehen, weil sich in ihm sowohl mathematische als auch universelle Gesetzmäßigkeiten finden, zum Beispiel die Pyramide, der Würfel, der Lebensbaum der Kabbalah oder der Kreis. Diese Formen können in allen Grundstrukturen organischen Lebens gefunden werden. Die Blume des Lebens ist eine Metapher für die Verbundenheit allen Lebens im Universum. Das aus 19 Kreisen bestehende Symbol inspirierte viele Künstler und Baumeister in ihren Werken. Die zugrunde liegende Geometrie wurde vor allem beim Bau sakraler Gebäude berücksichtigt. So übertrug sich das „Heilige" der Form als Schwingung in den Raum.

Die Seelenbotschaft

Wenn du dich in deinem Alltag disharmonisch, getrennt oder alleine fühlst, so erinnert dich die Blume des Lebens an die kosmische Ordnung, die in allem lebt, was ist. Sogar in deinen negativen Gefühlen zeigt sich diese heilige Ordnung, denn niemals kann es nur einen Ausschlag in nur eine Richtung geben. Nur die Wirkungen deines eigenen Denkens zeigen sich als negative Empfindungen und behindern dein energetisches System. Die Blume des Lebens unterstützt dich bei der Beseitigung von selbst gemachten Blockaden, sodass du wieder in den Fluss des Lebens eintauchen kannst. Werde dir bewusst, dass alles vollkommen ist, was jemals erschaffen wurde. Alles in dir und außerhalb von dir ist vollkommene göttliche Harmonie. Durch die Hingabe an die kosmischen Gesetze kannst du dich selbst heilen. Sage in diesem Augenblick JA zu diesem Geschenk.

Metatrons Würfel

Unendliche Erschaffenskraft

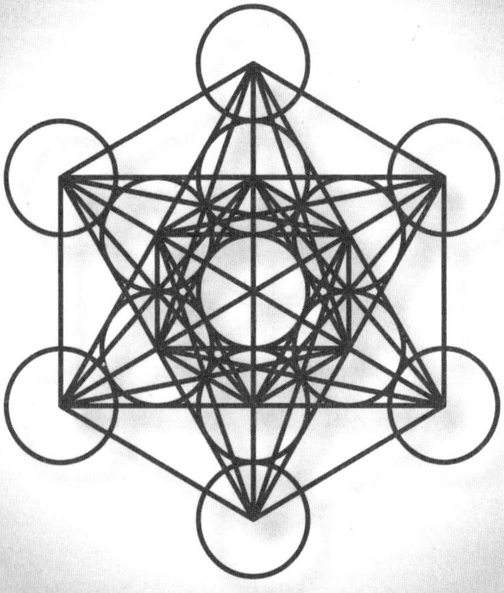

Kraftvolle Einweihung
zum ALL-EINS-Werden

Das Symbol

Metatrons Würfel ist ein komplexes Gebilde aus vielen Formen der Heiligen Geometrie und vereint in sich in harmonischer Weise das weibliche runde mit dem männlichen geradlinigen Prinzip. Die 13 Kreise stellen als weibliche Basis die „Frucht des Lebens“ dar. Darin passgenau eingebettet, erkennen wir die Formen der männlichen Energie, dargestellt als Linien, zum Beispiel als Dreieck und Sechseck oder räumlich gesehen als Würfel, Tetraeder, Oktaeder oder Ikosaeder (sog. Platonische Körper). Die beiden Tetraeder mit Spitze nach oben und unten stellen das Symbol des Lichtkörpers, das Sterntetraeder, dar. Über den Namen „Metatron“ enthält das Symbol auch die Schwingung des gleichnamigen Erzengels, des höchsten aller Erzengel, der unser engstes Bindeglied zum göttlichen Ursprung, zum Licht und zur allumfassenden Liebe ist.

Die Seelenbotschaft

Wenn dir die machtvolle Energie von Metatrons Würfel zur Verfügung steht, dann bist du bereit für die höchste Stufe der Einweihung. So wie Erzengel Metatron die höchste Schwingung der Erzengel besitzt, so legt dir dieses Symbol eines der mächtigsten Werkzeuge in die Hände, um deinen Lebensplan zu höchster Vollendung zu bringen. Es ist das Bindeglied zum Göttlichen, der Hüter deines spirituellen Körpers, und bringt über deine Chakren das göttliche Licht. In seiner Essenz, der optimalen Verbindung von Weiblichem und Männlichem, ist Metatrons Würfel die reine allumfassende Liebe. Sie dient dir, wenn du dich orientierungslos fühlst, dich nach Wahrheit, Klarheit und Weisheit sehnst oder spürst, dass sich etwas grundsätzlich in deinem Leben ändern wird, du aber noch nicht genau weißt, welchem Wegweiser du folgen sollst.

Tetraeder

Das Feuerelement

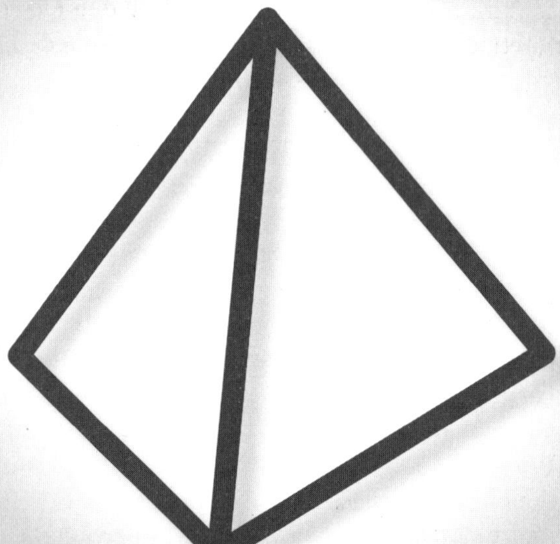

Kraftvolle reinigende Energien unterstützen dich

Das Symbol

Das Tetraeder gehört zu den sogenannten Platonischen Körpern. Platonische Körper sind vollkommen regelmäßige Körper, deren Oberflächen aus gleich großen, gleichseitigen und gleichwinkligen Vielecken bestehen. In jeder Ecke stoßen genau gleich viele Flächen zusammen. Mathematisch gesehen sind die Körper reguläre Polyeder (Vielflächner). Der griechische Philosoph Platon (428 – 348 v. Chr.) hat die Körper in seinem Werk „Timaios" beschrieben und sie den Elementen Feuer (Tetraeder), Wasser (Ikosaeder), Luft (Oktaeder), Erde (Hexaeder) und Äther (Dodekaeder) zugeordnet.

Das Tetraeder ist der Körper mit der kleinsten möglichen Anzahl an Ecken und Flächen. Er hat im Verhältnis zu seiner Oberfläche das kleinste Volumen und steht nach Platon für die Trockenheit oder das Feuerelement.

Die Seelenbotschaft

Mit dem Tetraeder steht dir ein kraftvolles Symbol für Wärme, Willenskraft, Energie und Durchsetzungsvermögen zur Verfügung. Vielleicht bist du im Augenblick in manchen Dingen zu weich und zu nachgiebig oder meinst, sowieso nichts in der Angelegenheit bewirken zu können. Vielleicht fühlst du dich ohnmächtig. Doch du kannst immer etwas tun. Und genau jetzt ist der richtige Augenblick! Nutze die männlich aktive Kraft des Tetraeders, verbinde dich mit seiner Hilfe mit der Sonnenenergie und schreite kraftvoll voran in Richtung deines Zieles. Ohne Sonnenkraft gäbe es keine Schöpfung und ohne deinen Willen keinen Fortschritt. Du kannst das Tetraeder auch benutzen, um gezielt negative Gedanken oder Schwingungen in deinem Umfeld aufzulösen. Stelle dir dazu vor, wie du die Spitze auf das Ziel lenkst und alle Negativität einfach zerplatzt.

Würfel

Das Erdelement

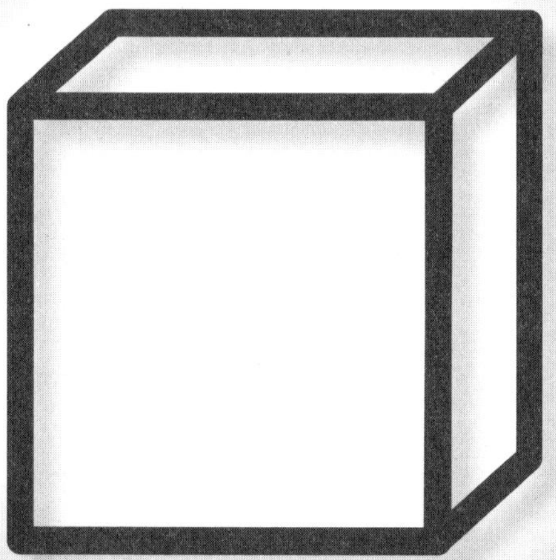

Rhythmus und Ordnung
verhelfen dir zu neuer Kraft

Das Symbol

Der Würfel (Hexaeder) gehört zu den Platonischen Körpern. Platonische Körper sind regelmäßige Körper, deren Oberflächen aus gleich großen, gleichseitigen und gleichwinkligen Vielecken bestehen. In jeder Ecke stoßen genau gleich viele Flächen zusammen. Mathematisch gesehen sind die Körper reguläre Polyeder (Vielflächner). Der griechische Philosoph Platon (428 – 348 v. Chr.) hat die Körper in seinem Werk „Timaios" beschrieben und sie den Elementen Feuer (Tetraeder), Wasser (Ikosaeder), Luft (Oktaeder), Erde (Hexaeder) und Äther (Dodekaeder) zugeordnet.

Der Würfel besitzt sechs Flächen, zwölf Kanten und acht Ecken. Jede Fläche ist ein Quadrat. Der Würfel ist die Urform des Materiellen und bildet die Basis für unsere Häuser und den Sockel, auf dem wir unser irdisches und unser spirituelles Leben aufbauen.

Die Seelenbotschaft

Wenn der Würfel in dein Leben tritt, dann möchte er dich daran erinnern, dass dir Mutter Erde Stabilität und Schutz bieten kann, auch wenn dir das Leben im Augenblick etwas „wackelig" erscheint. Fühlst du dich unsicher in deinem Innersten? Vermisst du ein stabiles Fundament für deine weiteren Schritte? Oder melden sich immer wieder die gleichen Zweifel, wenn du an bestimmte Situationen oder Personen denkst? Wenn du glaubst, dass niemand dich hält und unterstützt und du immer alles alleine machen musst, dann tritt in Kommunikation mit dem Hexaeder. Er hüllt dich ein und gibt dir Schutz. Hier kannst du eine Zeit lang einfach nur du selbst sein, wie ein Eremit in einer schützenden Höhle, in der dich keiner sieht oder stört. Wenn die Zeit reif ist, komme wieder hervor, frisch gestärkt und mit der heilenden Kraft von Mutter Erde verbunden.

Oktaeder

Das Luftelement

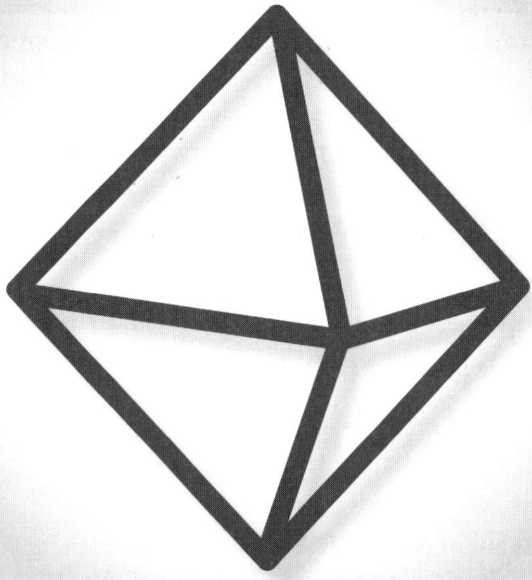

Die Umgebung reinigen
und transformieren

Das Symbol

Das Oktaeder gehört zu den sogenannten Platonischen Körpern. Platonische Körper sind vollkommen regelmäßige Körper, deren Oberflächen aus gleich großen, gleichseitigen und gleichwinkligen Vielecken bestehen. In jeder Ecke stoßen genau gleich viele Flächen zusammen. Mathematisch gesehen sind die Körper reguläre Polyeder (Vielflächner). Der griechische Philosoph Platon (428 – 348 v. Chr.) hat das Oktaeder in seinem Werk „Timaios" dem Element Luft zugeordnet.

Das Oktaeder ist verwandt mit dem Würfel (Hexaeder); es hat zwölf Kanten, sechs Ecken und acht Flächen (der Würfel umgekehrt sechs Flächen und acht Ecken). Allerdings ist es weniger stabil. Hielte man es auf einer Fingerspitze, so müsste man es balancieren. Es schwebt dann förmlich und begründet damit bildlich seine Zuordnung zum Luft-Element.

Die Seelenbotschaft

Das Oktaeder steht für die „Luftigkeit" und Leichtigkeit in deinem Leben. Gibt es etwas, das dich immer wieder beschäftigt? An dem deine Gedanken kleben wie Pech und du doch keine Lösung findest? Dann nutze die sich ausdehnende Kraft des Oktaeders, es wird dir frischen Wind in deine Gedanken und Gefühle bringen. So wie sich der Geist in diesem Symbol in die vier Himmelsrichtungen und gen Himmel und Erde ausdehnen kann, so kannst auch du nun in alle Richtungen schauen und deine Lebensumstände unter einem neuen Blickwinkel sehen. Damit werden Bewegung und neue Perspektiven in dein Leben, deine Arbeit oder deine Beziehungen hineingebracht. Da das Oktaeder auch die Basis für die Aufstiegsmysterien der Ägypter bildete, kann dir in nächster Zeit auch ein Schritt zur Einweihung in eine neue Stufe deines Bewusstseins bevorstehen.

Dodekaeder

Göttliches Prana

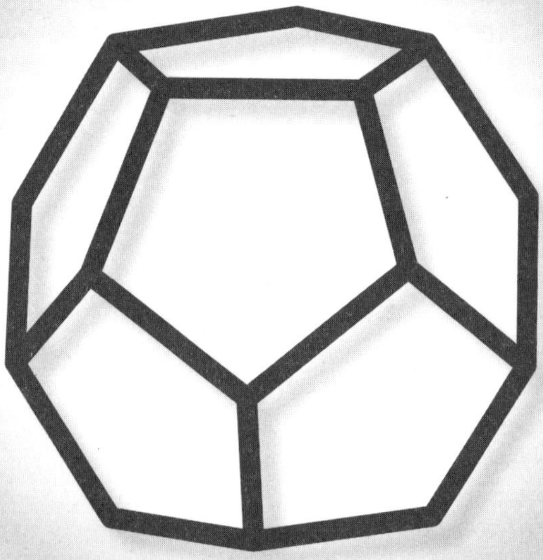

Nutze die schöpferischen Energien des Universums

Das Symbol

Das Dodekaeder gehört zu den sogenannten Platonischen Körpern. Platonische Körper sind vollkommen regelmäßige Körper, deren Oberflächen aus gleich großen, gleichseitigen und gleichwinkligen Vielecken bestehen. In jeder Ecke stoßen genau gleich viele Flächen zusammen. Mathematisch gesehen sind die Körper reguläre Polyeder (Vielflächner). Der griechische Philosoph Platon (428 – 348 v. Chr.) hat das Dodekaeder in seinem Werk „Timaios" dem Element Äther zugeordnet.

Von alters her wurde das Dodekaeder als der vollkommenste und heiligste aller Körper betrachtet. Es besteht aus zwölf pentagonalen Flächen. Auch wegen seiner Ästhetik wird es dem Ätherelement, der Grundlage aller Schöpfung, zugeordnet. Die Struktur des Dodekaeders soll dem sogenannten „Christusgitter-Lichtnetz" über der Erde entsprechen.

Die Seelenbotschaft

Die heilige Form des Dodekaeders erinnert dich daran, dass du ein göttliches feinstoffliches Wesen bist, das durch Prana genährt wird. Prana, auch Chi genannt, ist die Lebenskraft des Universums. Es ist das Leben selbst. Prana wirkt nicht nur in dir, sondern verbindet dich auch mit allem, was ist auf dieser Erde – mit den Menschen, Tieren, Pflanzen, Steinen, Mineralien, mit der Luft, dem Wasser ... einfach mit allem. Wenn du dich alleine fühlst oder mutlos bist, dann erinnert dich das Dodekaeder an diese allumfassende Verbindung. Und daran, dass du alle Möglichkeiten hast, kraft deines Bewusstseins deine Realität so zu erschaffen, wie es dein Herz möchte und wie es für dich und deinen Seelenplan optimal ist. Öffne dich jetzt voller Vertrauen und Hingabe für dein großes schöpferisches Potenzial. Liebe und Dankbarkeit sind der Schlüssel, deine Wünsche zu erfüllen.

Ikosaeder

Das Wasserelement

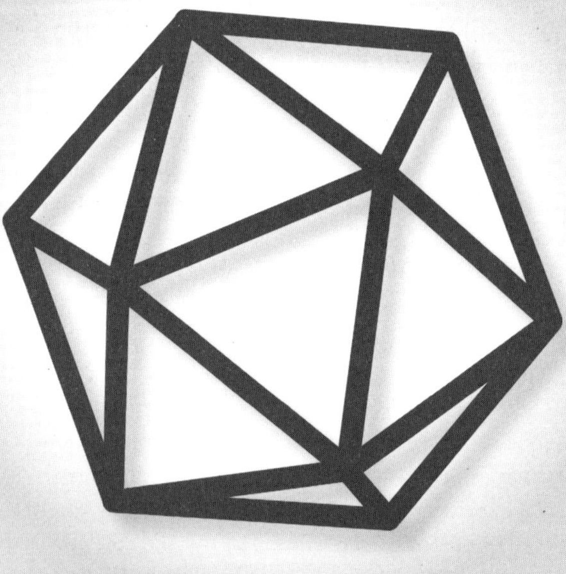

Alles fließt und läuft
in die richtigen Bahnen

Das Symbol

Das Ikosaeder gehört zu den sogenannten Platonischen Körpern. Platonische Körper sind vollkommen regelmäßige Körper, deren Oberflächen aus gleich großen, gleichseitigen und gleichwinkligen Vielecken bestehen. In jeder Ecke stoßen genau gleich viele Flächen zusammen. Mathematisch gesehen sind die Körper reguläre Polyeder (Vielflächner). Es gibt fünf Platonische Körper: Tetraeder, Hexaeder, Oktaeder, Dodekaeder und Ikosaeder. Der griechische Philosoph Platon (428–348 v. Chr.) hat die Körper in seinem Werk „Timaios" beschrieben und sie den Elementen Feuer (Tetraeder), Wasser (Ikosaeder), Luft (Oktaeder), Erde (Hexaeder) und Äther (Dodekaeder) zugeordnet.

Das Ikosaeder wird aus zwanzig gleichseitigen Dreiecken gebildet. Es hat im Verhältnis zu seiner Oberfläche das größte Volumen und steht für die Feuchtigkeit, das Wasser, den Fluss des Lebens, die Tränen und die Gefühlsebene des Menschen.

Die Seelenbotschaft

Wenn dich die Botschaft des Ikosaeders erreicht hat, dann solltest du dich mit deinen Gefühlen beschäftigen und damit, woher sie wohl kommen. Jeder Gedanke, den du denkst, und jede Situation, die du beobachtest, lässt durch deine bewusste oder unbewusste Bewertung ein Gefühl entstehen, das du als negativ oder positiv interpretieren kannst. Die Situation alleine ist erst einmal neutral. Das Wasser in deinem Körper speichert Gefühle als feinstoffliche Informationen und du fühlst dich dann vielleicht schlecht. Wenn dies länger andauert, kannst du davon auch körperlich krank werden. Eigentlich möchte dich dein Körper aber nur an das Loslassen der schädlichen Information erinnern. Beruhige mit dem Ikosaeder deine Emotionen, und alles in dir kann wieder ins Fließen kommen.

Pentagon

Verbindung von Weisheit
und Vernunft

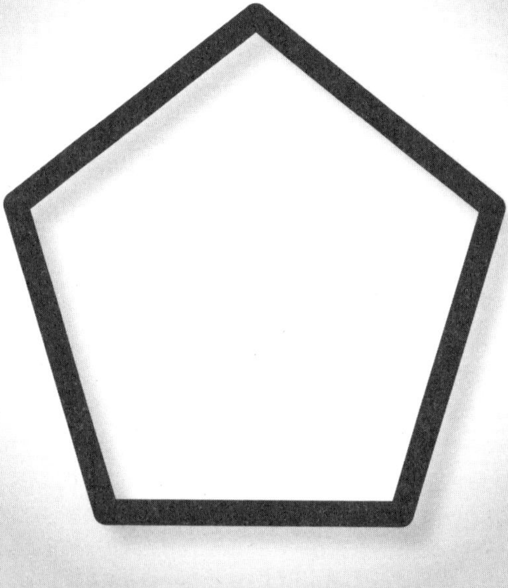

Vereinige die Herrschaft
deines Geistes mit deiner Sinnlichkeit

Das Symbol

Das Pentagon ist ein regelmäßiges Fünfeck mit fünf gleich langen Seiten und gleich großen Innenwinkeln. Das wohl bekannteste Gebäude mit diesem Grundriss ist das „Pentagon", das Verteidigungsministerium bei Washington. Auch zahlreiche Festungen wurden mit diesem Grundriss konstruiert. Zwölf zusammengesetzte Pentagone bilden die Form des Dodekaeders, des heiligsten der fünf Platonischen Körper. Die Struktur des Dodekaeders soll dem sogenannten „Christusgitter-Lichtnetz" über der Erde entsprechen. Dieses Gitternetz ist das Lichtfeld des Bewusstseins einer neuen befreiten Erde, auf der es keine Ausbeutung mehr gibt und auf der Frieden aller Geschöpfe untereinander herrscht. So erinnert das Symbol des Pentagons als Pars pro Toto (ein Teil steht für das Ganze) an den Bauplan des Friedens und der Liebe.

Die Seelenbotschaft

Wenn dich das Symbol des Pentagons erreicht, dann wirst du daran erinnert, dass du ein wesentlicher Teil der Schöpfung bist. Du nimmst einen Platz ein, den niemand anderer ersetzen kann, ob es dir hier nun gefällt oder nicht. Deinen Platz hast du dir kraft deiner Inkarnation auf dieser Erde erworben, du musst ihn dir nicht erst verdienen, etwa durch besondere Leistungen oder indem du das tust, was andere von dir erwarten. Du kannst einfach nur du selbst sein und dich an deinem Ort wohlfühlen. Niemand kann dir diesen Platz nehmen, weil er vermeintlich „besser" ist als du. Du hast aber auch eine Verantwortung für diesen Platz im großen Gitternetz der Liebe. Denn wenn du ihn nicht ausfüllst und deine Lern- und Lebensaufgaben verweigerst, wer sollte dann die Aufgabe übernehmen? Nur du kannst dies tun. So hilft jeder dem anderen!

Pentagramm

Die Vereinigung der Elemente

Der unsterbliche göttliche Funke
belebt alle Materie

Das Symbol

Das Pentagramm, der Fünfstern, ist das Symbol der Magie und des Wicca-Kultes (Hexentums) schlechthin. Mit der Spitze nach oben wird es für die sogenannte „weiße" Magie zum Wohle aller eingesetzt, mit der Spitze nach unten wurde es dagegen für schwarzmagische Rituale verwendet. Das Pentagramm gilt seit jeher als ein sehr kraftvolles Schutzsymbol. Es symbolisiert aber auch eine Himmelsfigur: Der „Liebesplanet" Venus und die Erde lassen es bei ihrer Rotation um die Sonne entstehen. In regelmäßigen Abständen steht die Venus genau zwischen Sonne und Erde (untere Venus-Sonne-Konjunktion). Die Konjunktionen treten immer an denselben fünf Punkten auf. Verbindet man diese Punkte in der Reihenfolge ihres Auftretens miteinander, entsteht ein regelmäßiges Pentagramm, das nach genau acht Jahren (13 Venusjahre) abgeschlossen ist.

Die Seelenbotschaft

Das Pentagramm ist das Symbol für Schutz, Schönheit und Harmonie. Wenn es dich anspricht, dann möchte es an dein liebendes Herz erinnern, das die Kraft hat, die Erde zu heilen. Immer wenn dir der göttliche Herzensfunke abhanden gekommen ist und du die Liebe zu dir selbst oder zu deinen Mitmenschen nicht mehr spüren kannst, weil du eine Mauer um dein Herz errichtet hast, dann rufe mit Hilfe des Pentagramms die Kräfte der Venus. Der Planet der Liebe bringt deine Mauer zum Einsturz, die du aus Angst vor Verletzungen gebaut hast, mit der aber auch keine Liebe mehr zu dir durchdringen kann. Lade die Venuskräfte bewusst zu dir ein: Es sind die Kräfte der Transformation, der Heilung und der Liebe. So werden deine alten Wunden und Herzensschmerzen geheilt; aus deinem heilen Herzen kannst du auch die Mutter Erde heilen.

Sterntetraeder

Merkaba-Aktivierung

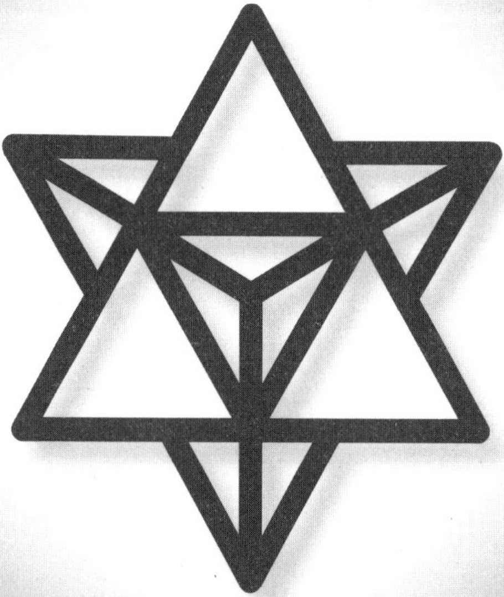

Aktiviere deinen Lichtkörper
mit der Kraft deines Bewusstseins

Das Symbol

Das Sterntetraeder gilt als das sogenannte „Aufstiegsgefährt". Er wird aus zwei Tetraedern, also dreiseitigen Pyramiden, geformt. Das Tetraeder mit der Spitze nach oben ist das sogenannte „Sonnentetraeder" (männlich), das mit der Spitze nach unten ausgerichtete Tetraeder ist das „Erdtetraeder" (weiblich). Durch deren Rotation entsteht ein sehr hochschwingendes Energiefeld. Bekannt geworden ist das Symbol auch als „Merkaba", wobei dies nicht ganz richtig ist, denn Merkaba ist eigentlich der Lichtkörper, der entsteht, wenn sich zwei übereinanderliegende Sterntetraeder gegenläufig drehen, während ein drittes stehen bleibt. Dadurch entsteht ein Lichtfeld, das aussieht wie eine fliegende Untertasse. Mit diesem Fahrzeug, so heißt es in spirituellen Kreisen, kann man auf Reisen durchs Universum gehen.

Die Seelenbotschaft

Wenn dich die Botschaft des Sterntetraeders erreicht, dann solltest du dich mit Möglichkeiten beschäftigen, die die Schwingung deines Lichtkörpers erhöhen und deine Merkaba aktivieren können. Dies kann zum Beispiel durch das Erlernen der „Merkaba-Meditation" geschehen, die von ausgebildeten Lehrern oder auf CDs angeboten wird. Oder du legst den Sterntetraeder auf dein Herz und erspürst das Lichtfeld um dich herum, frei von jeglichen Erwartungen oder Vorstellungen. Die Aktivierung deiner Merkaba funktioniert am besten, wenn du Kontrolle und alles „Erreichen-Wollen" loslässt und dein Herz für die bedingungslose Liebe öffnest. Du kannst deinen Lichtkörper in eine hohe Schwingung versetzen, wenn du eine gute Erdung hast, guten Kontakt zu deinem „Inneren Kind" und zu deinem „Hohen Selbst". Das Sterntetraeder hilft dir dabei.

Torus

Das Magnetfeld des Herzmenschen

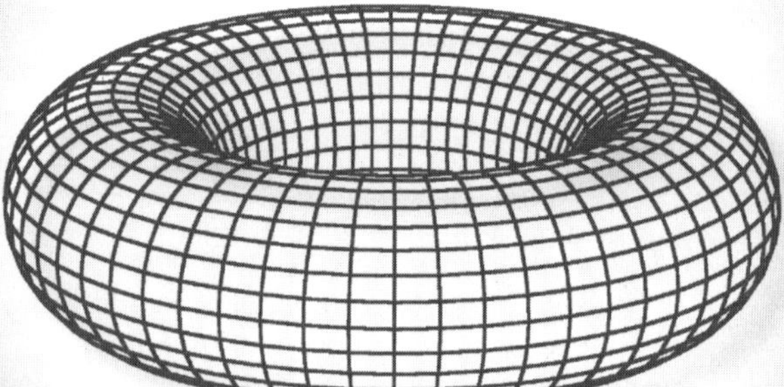

Die liebende Energie deines Herzens
heilt alle Wunden

Das Symbol

Der Torus ist eine der Urformen, die sich aus der Heiligen Geometrie ergeben. Er sieht aus wie eine Schneckenform, wie ein Wollknäuel oder wie ein Donut. Das Loch in der Mitte kann unendlich klein sein. Das Besondere an dieser Form ist, dass sie sich gleichermaßen nach innen und nach außen drehen kann. Sie kann sich quasi um sich selbst drehen. In vielen Wuchsformen der Pflanzenwelt findet sich der Torus, zum Beispiel ist er sehr schön in der Mitte von Sonnenblumen zu erkennen.

Auch das Magnetfeld der Erde hat eine Torusform. Ohne dieses Magnetfeld hätten wir keinen ausreichenden Schutz vor den Einflüssen des Universums und könnten wohl kaum auf unserem Planeten überleben. So wirkt das Magnetfeld quasi wie eine „Pufferzone“, die Teilchen des Solarwindes ableitet.

Die Seelenbotschaft

Wenn das Symbol des Torus in dein Leben tritt, dann ist dies ein Hinweis darauf, dass du dir bewusst werden sollst, dass dein Herz das stärkste Magnetfeld ist, das du besitzt. Aus diesem Kraftfeld strömt die reine Liebe, wenn du dies zulässt. Betrachte alles, was dir im Leben widerfährt oder was du in deinem Inneren fühlst, aus dem Bewusstsein der bedingungslosen Liebe heraus, dann verliert es seine negative Kraft und du kannst die Frequenzen, die du aussendest, kraftvoll transformieren. Immer wenn du dir deines magnetischen Herzens bewusst wirst, bringst du deinen inneren Torus in Bewegung und erzeugst reine Licht- und Liebe-Frequenzen. Gleichzeitig verbindest du dich mit dem Magnetfeld der Mutter Erde und gewinnst dadurch an Schutz und Kraft. Alte Überzeugungen verlieren jetzt an Bedeutung. Alles, was zählt, ist die Liebe.

Kugel

Vollkommenheit

Nutze die Kraft des Urvaters
und verbinde sie mit deinem Herzen

Das Symbol

Die Kugel ist das Sinnbild des Weiblichen schlechthin. Die vollkommen runde Form findet sich in unserer „Mutter“ Erde und in den Planeten unseres Universums. Viele Früchte der Natur nähern sich der Kugelform stark an, wenn sie auch die Kugelform niemals in perfekter Geometrie erreichen. Dennoch steckt in der Kugel auch ein männlicher geradliniger Aspekt. Vom punktförmigen Mittelpunkt ausgehend, braucht es viele Linien, also männlich gerade Formen, um die Oberfläche der Kugel zu definieren. Ohne den Mann würde also auch die Frau nicht so „schön rund“ werden können. Dieses Bild sehen wir auch in der Schwangerschaft, die ohne den männlichen Samen nicht zustande kommen kann. So verbindet die Kugel das Prinzip des männlichen Urvaters, auch das Licht genannt, mit dem vollkommenen weiblichen Prinzip, der Liebe.

Die Seelenbotschaft

Wenn du die Karte „Kugel“ gewählt hast, dann kann dies bedeuten, dass das, was du gerade tust oder womit du dich beschäftigst, einfach eine „runde Sache“ ist. Es ist also völlig in Ordnung so, wie es ist. Hast du allerdings kein gutes Gefühl dabei, dann fehlt noch etwas „Abrundung“ in dem Ganzen. Du solltest dir überlegen, wo es noch Ecken und Kanten gibt, auf die du verzichten kannst, die du „abschleifen“ kannst, um die Sache abzurunden. Dies tust du aber, ohne Anstrengung und ohne Gewalt anzuwenden, denn ohne Ecken und Kanten wäre das Leben langweilig und deine Ausrichtung zu einseitig in Richtung der Entwicklung deiner Weiblichkeit orientiert. Auch der männliche Aspekt des Geradlinigen möchte jetzt gelebt werden. Verbinde dich bewusst meditativ mit der Kugelform der Mutter Erde, in deren feurigem Kern du eine starke männliche Kraft spüren kannst.

Om

Der Gesang der Welten

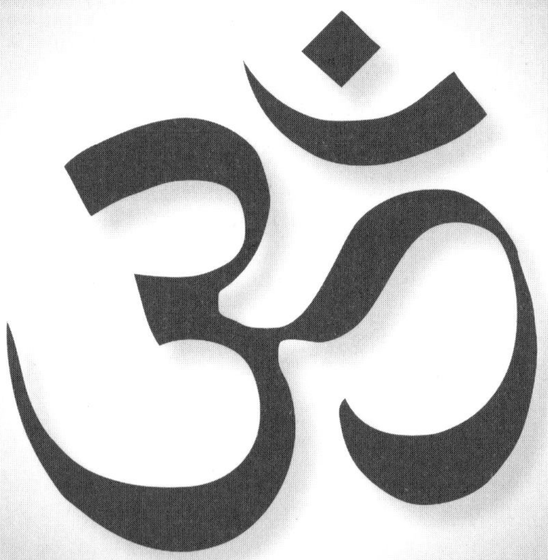

Lasse den Ton des Universums
in dein Herz strömen

Das Symbol

OM ist der heilige Ton schlechthin, der in vielen Kulturen seit Jahrtausenden verwendet wird, um Körper, Geist und Seele in Harmonie zu bringen und dem Göttlichen zu huldigen. OM ist eigentlich kein einzelner Ton, sondern eine Lautfolge aus A, U und M. Die „3“ auf der linken Seite des Symbols ist das A, die eiförmige Linie rechts das U, die Schale oben das M, und der Punkt darüber wird „Bindu“ genannt. Er steht für das Unendliche, das Ewige, die Stille, die Transzendenz. A steht für die physische, U für die geistige Ebene und M für alles unterbewusste Tiefe, das dem Verstand verborgen bleibt. Die drei Klänge des OM verbinden sich im meditativen Gesang zur „Einheit der Dreiheit“, so wie sich alles Leben abbildet: Erschaffung, Erhaltung, Zerstörung – Vergangenheit, Gegenwart, Zukunft – Körper, Seele, Geist – Geburt, Leben, Tod – Tag, Dämmerung, Nacht usw.

Die Seelenbotschaft

Fühlst du dich im Augenblick lustlos und deprimiert? Spürst du keine Kraft im Körper und zu viel Dunkelheit in deiner Seele? Dann nutze das Mantra OM als Stärkungsmittel für deinen Körper, dein emotionales Feld, dein Vertrauen in deine eigene Göttlichkeit und lichte Kraft! Fange an, laut die Tonfolge A, U und M zu singen. Spüre nach jedem M kurz nach und wiederhole das Mantra so lange, bis du neue Kraft in deinen Körper einströmen fühlst. Alle deine Chakren werden jetzt durch dich selbst mit dem Licht des Regenbogens durchflutet und kommen wieder in Bewegung. Spüre das neue Leben in dir und gib niemals den Mut auf! Schon zehn Minuten OM-Singen pro Tag verbindet dich mit der Liebe des Universums, mit dem reinen Licht und mit der Energie des höchsten Bewusstseins. Sage JA zum großen Konzert des Lebens!

Auge des Horus

Ägyptisches Schutzsymbol

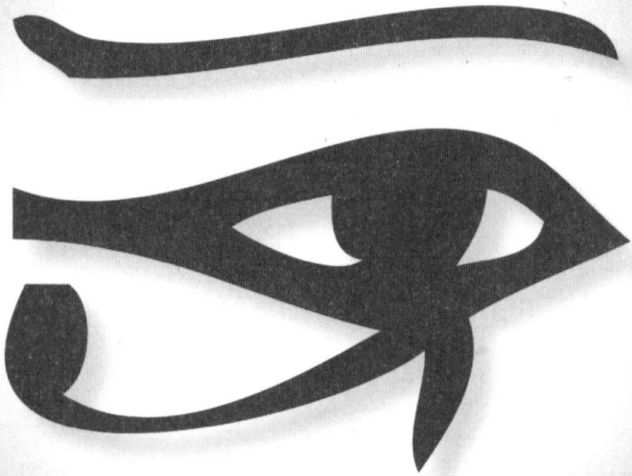

Lasse die Erinnerung
in dir erwachen

Das Symbol

Das Auge des Horus ist ein altes Symbol der ägyptischen Mysterienschule, die dazu diente, die Schüler beim Aufstieg in höhere Bewusstseinsebenen zu begleiten. Die Einweihung bestand aus zwei Teilen, die je zwölf Jahre dauerten, das „linke Auge des Horus" diente der Schulung und Beherrschung des Emotionalkörpers, zum Beispiel der Überwindung von Angst, das „rechte Auge des Horus" der Schulung des mentalen Verstandes bis zur Erkenntnis, dass alles eins ist. Horus war ein ägyptischer Königsgott, der in Form eines Falken dargestellt wird. Lange Zeit lag er im Kampf um den Thron mit Seth, dem Bruder seiner Mutter Isis, was so weit ging, dass Horus Seth die Hoden (Zeugungskraft) ausriss und Seth ihm sein Auge nahm. Durch den weisen Schlichter Thot wurde jedoch dieser gestörte kosmische Zustand wieder in Ordnung gebracht.

Die Seelenbotschaft

Als Gott beschloss, sich selbst zu erfahren, ging er mit einem Teil seines Selbst in die große Leere hinaus. Von dort aus konnte er seinen Ursprung betrachten wie in einem Spiegel. Durch diesen Schritt erschuf er zwei Teile, die wir oft als Trennung missverstehen. Beide Teile sind jedoch auf ewig untrennbar miteinander verbunden. Das Auge des Horus möchte dich an diese Gesetzmäßigkeit des Universums erinnern. Wenn du dich im Kampf oder in Rivalität mit einem Menschen befindest, dann denke daran, dass weder du noch dein „Gegenpart" daraus als Sieger hervorgehen können. Sein Schmerz ist dein Schmerz, sein Sieg dein Sieg, seine Niederlage deine Niederlage. Beide tragt ihr Wunden davon. So legt die Waffen nieder und wisset, eine weise Entscheidung kann niemals durch Gewalt herbeigeführt werden, sondern nur durch Ausgleich und faire Ordnung.

Liegende Acht

Die Unendlichkeit

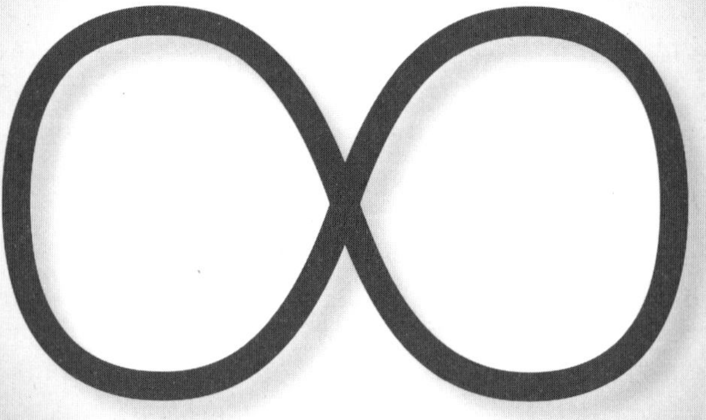

Deine Gehirnhälften verbinden sich in Harmonie

Das Symbol

Die liegende Acht, auch Lemniskate genannt, steht in der Mathematik wie auch in Spiritualität und Philosophie für die „Unendlichkeit". Alles, was lebt und existiert im Kosmos, auf der Erde und in uns Wesen der Schöpfung, bewegt und verändert sich ständig. Wir können es nicht aufhalten, selbst wenn wir wollten. Denn das wäre der Tod, den es aber letztendlich nicht gibt, denn auch über den physischen Tod hinaus bewegt sich die Lemniskate weiter, in einer Dimension, zu der unser beschränkter Verstand wohl keinen Zugang hat. Die liegende Acht ist Schwingung, Bewegung, Rhythmus, Unendlichkeit und unbegrenzte Weite in einem. Das Symbol gilt als Versuch des Menschen, sich die unendliche, nicht vorstellbare Gesetzmäßigkeit des Lebens begreifbar zu machen, auch wenn er durch seine Beobachtung des Lebens unzählige „Endlichkeiten" erfährt.

Die Seelenbotschaft

Wie ergeht es dir mit deinen Gedanken? Drehen sie sich unaufhörlich im Kreis um immer das gleiche Thema, ohne dass du eine Lösung findest? Dann versuchst du die Lösung des Problems rein mit deiner verstandesmäßig orientierten linken Gehirnhälfte zu finden. Diese aber ist begrenzt und hat oft genug keine „Erklärung" zu deinem Thema. Über die Aktivierung deiner rechten Gehirnhälfte, zum Beispiel indem du mit den Augen die Lemniskate mehrmals verfolgst, kommst du mit deiner Intuition in Kontakt und eine andere Art von Lösung kann sich dir zeigen. So kommst du innerlich wieder in Fluss und auch dein äußeres Anliegen erledigt sich in Leichtigkeit. Manche Dinge kannst du nicht begreifen, so halte sie nicht fest, sondern übergib sie liebevoll dem Fluss des Lebens. Erkenne, dass alles Schwingung ist und alles unendlich lebt.

Salomonsiegel

Universelle Lebenskraft

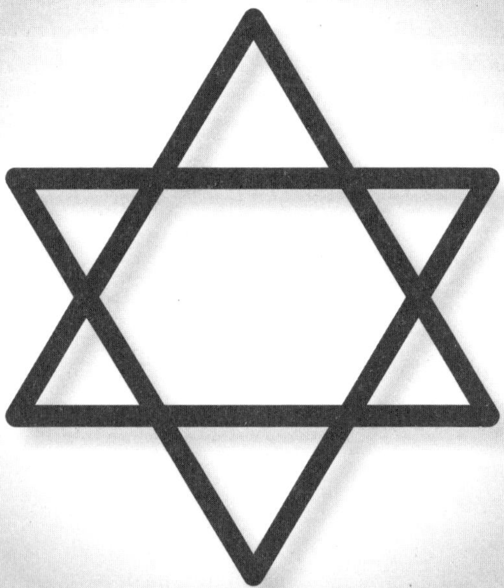

Gesundheit und Wohlergehen
fließen in dich hinein

Das Symbol

Das Salomonsiegel ist ein altes mystisches Symbol, das auch unter den Bezeichnungen Hexagramm oder Davidstern bekannt geworden ist. Die ineinandergestellten und nach oben und unten zeigenden Dreiecke vereinen die stärksten Kräfte der Erde und des Kosmos. Die Spitze nach oben symbolisiert die Elemente Feuer und Luft, die Spitze nach unten Wasser und Erde. In der Alchemie galt speziell die Vereinigung von Feuer und Wasser als sehr schwierig bis unmöglich. Wenn sich zwei Menschen nicht verstehen, spricht man auch heute noch davon, dass die beiden „wie Feuer und Wasser" sind. Das Salomonsiegel hat jedoch so viel Kraft, dass es die Verständigung und Vereinigung schaffen kann. Paradoxerweise wurde das Symbol im Dritten Reich als „Judenstern" missbraucht, nicht um zu vereinen, sondern um im Gegenteil die jüdische Bevölkerung abzuspalten.

Die Seelenbotschaft

Das Salomonsiegel erinnert dich daran, dass nicht Abspaltung und Verdrängung von ungeliebten Anteilen die Lösung deines Problems bringen, sondern dass Gesundheit und Wohlergehen aus dem Vereinen von Gegensätzen entspringen. Es kann nicht immer alles in perfekter Balance sein, aber alles strebt zur Mitte und zum Ausgleich. Du kannst ablehnend sein oder liebevoll, mitfühlend oder gleichgültig, alles ist erlaubt. Wenn du jedoch zu lange in einem Extrem verweilst, dann wirst du krank an Körper, Seele und Geist. Wenn du gerade in einer extremen Situation steckst oder extreme Gefühle wie Hass empfindest, dann ist es Zeit, dich grundlegend zu transformieren und wieder in Bewegung zu kommen. Erst wenn sich das Pendel wieder bewegt, wird es sich irgendwann in der Mitte einpendeln und du kommst wieder zur Ruhe.

Mond

Die weibliche Urkraft

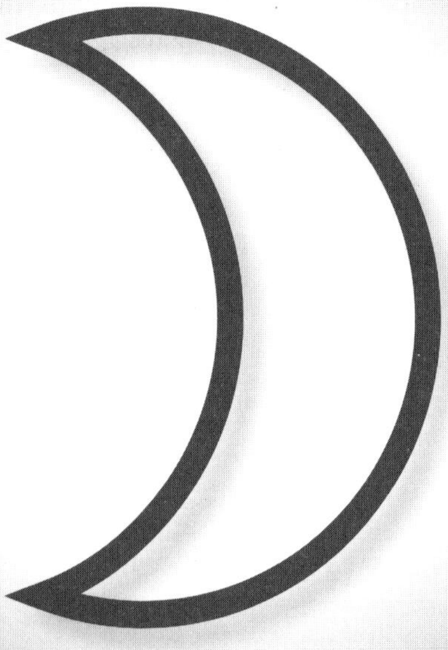

Erwecke die Göttin
in dir

Das Symbol

Der Mond ist der von unserer Erde aus am größten erscheinende Himmelskörper. Wahrscheinlich zog er alleine deshalb schon immer die Menschen in seinen Bann. Gut sichtbar ist sein Einfluss auf die Rhythmik des Lebens in der Erscheinung von Ebbe und Flut. Viele Menschen spüren die Kraft der Mondphasen in mehr oder weniger angenehmen körperlichen oder seelischen Empfindungen wie Schlafwandeln oder Schlaflosigkeit bei Vollmond. Der Menstruationszyklus vieler Frauen synchronisiert sich mit dem Vollmond, wenn auch wesentlich seltener, als dies noch in naturverbundeneren Zeiten der Fall war. In den meisten Sprachen ist die Bezeichnung für den Mond weiblich, das Deutsche zählt hier zu den Ausnahmen. Dass der Mond etwas mit den Rhythmen der Natur zu tun hat, zeigen schon allein die Mondphasen Neumond, zunehmender Mond, Vollmond und abnehmender Mond.

Die Seelenbotschaft

Die Mondenkraft möchte dich daran erinnern, dass dein Leben von den Rhythmen der Natur und des Kosmos geprägt ist. Es gibt Tag und Nacht, Werden und Vergehen, Aufstieg und Untergang und die „Zwischenphasen“, in denen du dich vielleicht fühlst, als würde alles in der Schwebe sein, bevor es sich neu ordnen kann. Wenn du die Zyklen des Lebens annimmst, dann kannst du ruhen, wenn Zeit zum Ruhen ist, und aktiv sein, wenn Zeit für Aktivität ist. Wenn du gegen den Strom schwimmst und ungeduldig bist, dann hast du vielleicht körperliche oder seelische Schmerzen oder fühlst dich einfach angestrengt. Du kannst jetzt die dreifaltige Mondgöttin in dir – die Jungfrau, die Mutter und die Greisin – bitten, dir zu helfen, dein Leben in den Fluss der Rhythmen einzubinden, sodass dein Leben wieder in Leichtigkeit fließt!

Septagramm

Der Siebenstern

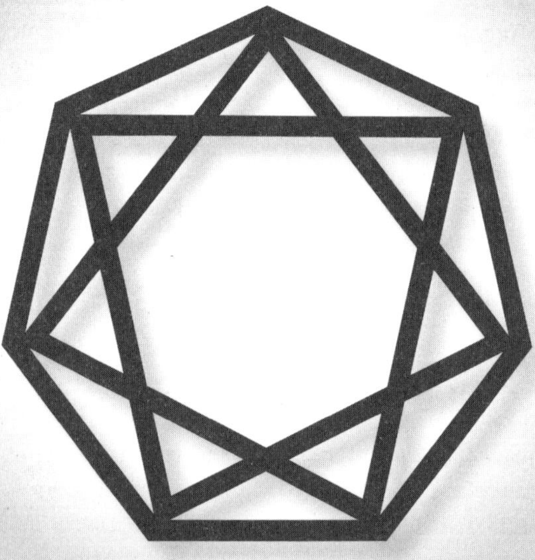

Die Liebe des Christusbewusstseins
geschieht durch DEIN Herz

Das Symbol

Das Septagramm oder Heptagramm (griech. hepta = sieben) ist eine regelmäßige Figur, die man in einem Zug zeichnen kann. Es existiert auch in spitzerer Form, ähnlich wie das Pentagramm. Auffällig sind die sieben Dreiecke, die außen in verschiedene Richtungen zeigen und sich um einen (gedachten) Mittelpunkt zentrieren. Obwohl es keine „richtige" Interpretation des Septagramms gibt, so verweist alleine schon die Zahl 7 auf die Schöpfungsgeschichte der Erde (in sieben Tagen wurde die Welt erschaffen), die in sich vollkommen und „rund" ist. Die Dreiecke signalisieren aber auch die Verbindung zum Kosmos, indem sie oft den sieben Wochentagen und sieben Planeten zugeordnet werden, beginnend mit der obersten Spitze: Sonntag/Sonne, Montag/Mond, Dienstag/Mars, Mittwoch/Merkur, Donnerstag/Jupiter, Freitag/Venus, Samstag/Saturn.

Die Seelenbotschaft

Das Septagramm möchte dich auf den stetigen Einfluss der Planetenkräfte auf dein Erdendasein aufmerksam machen. Wie oft denkst du, dass du ganz alleine bist auf dieser Welt? Du fühlst dich verlassen und ungeliebt, von anderen Menschen und vom Glück getrennt. Doch dies ist eine Illusion und existiert nur in deinem Denken. In Wirklichkeit bist du verbunden mit allem, was existiert. Mit der Kraft deiner Mutter Erde, mit anderen Menschen, die Gleiches oder Ähnliches fühlen wie du, mit den Tieren und Pflanzen, mit dem Licht und dem Schatten. Öffne dein Herz, um das du eine Mauer zum Schutz vor Verletzungen errichtet hast, zumindest ein kleines Stück und fühle die Wahrheit: dass du verbunden bist und niemals alleine sein kannst! Erkenne die höhere Ordnung deines Seins und gestalte aktiv und voller Freude deine materielle Realität!

Spirale rechtsdrehend

Die ausströmende Kraft

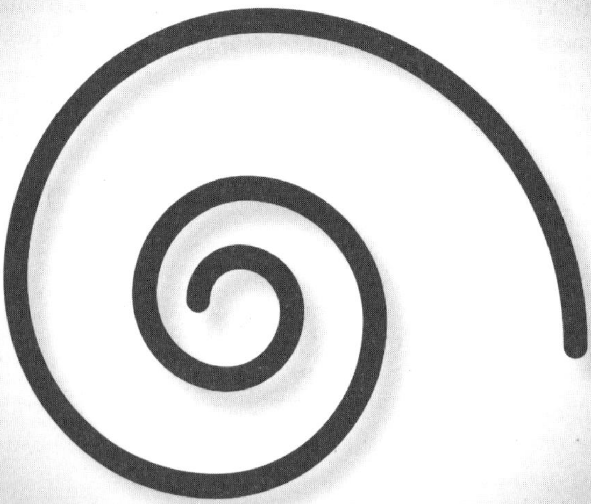

Lasse die Energie sich ausbreiten und entfalten

Das Symbol

Die Spirale ist in allen Kulturen der Erde als kraftvolles Symbol für die unendliche Bewegung des Lebens zu finden. Auch in vielen Erscheinungen der Natur sehen wir die Spirale, zum Beispiel im Schneckenhaus, im Wasserstrudel oder in den Spiralnebeln der Galaxien. Der Weg der Spirale führt vom Ursprung, dem Mittelpunkt, in rechtsdrehender oder linksdrehender Rotation immer weiter nach außen, wo sie irgendwann „endet". Sie endet aber dort nicht wirklich, sondern wird nur für unsere Sinne „unsichtbar", denn ihre Drehbewegung geht ins Unendliche weiter. Das bedeutet, dass die Evolution niemals aufhört, sondern Bewegung das Lebensprinzip schlechthin ist, auch wenn wir das nicht sehen können. Von „dort draußen" kann die Bewegung wieder nach innen, zum Zentrum hingehen, zum innersten Punkt, und der ganze Prozess beginnt von vorne ...

Die Seelenbotschaft

Stelle dir vor, dass du so viel Lebenskraft aus deiner Umwelt eingesaugt hast, dass du so voll bist wie ein Schwamm. Kein einziger Tropfen kann nunmehr aufgenommen werden, sonst würde der Schwamm zu tropfen beginnen und überfließen. Das ist die Energie, die du in deinem Bewusstsein, in deinem Körper oder in deinem Geist aufgenommen hast. Was tust du damit? Du bist so voll wie nach einer üppigen Mahlzeit, die nun aber verdaut und wieder abgegeben werden muss, damit du weiterwachsen kannst. So ruhe nur noch kurze Zeit sehr bewusst in deinem Innersten, halte dann aber nichts mehr fest, sondern lasse zu, dass die Bewegung wieder spiralförmig nach draußen geht und du Schritt für Schritt das, was du erworben hast, wieder abgibst. Tue dies langsam, aber stetig. So dehnst du dich aus und begibst dich in den Fluss des Lebens.

Spirale linksdrehend

Die einströmende Kraft

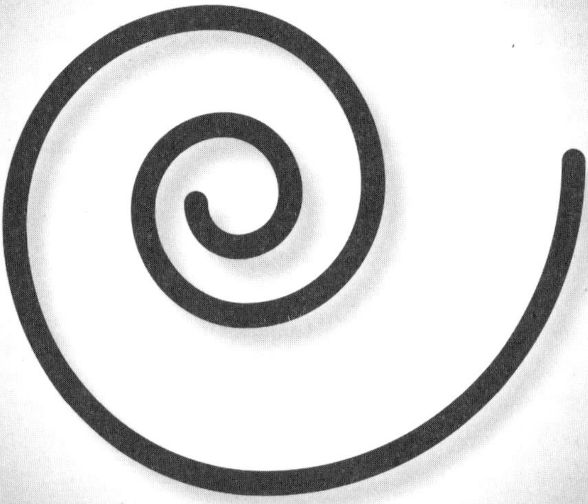

Konzentriere dich auf die Kraft
in deinem Zentrum

Das Symbol

Die Spirale ist das zentrale Symbol für die unendliche Bewegung im Universum und für das Leben schlechthin. Eine Spirale ist immer in Bewegung. Sie dreht sich von innen nach außen oder umgekehrt. Im Inneren dreht sie sich sehr schnell, außen sehr langsam. Dann kehrt sie um und wird wieder schneller. Es werden also in der Spirale alle Stufen vom Annähern an den absoluten Stillstand bis zur absoluten Geschwindigkeit durchlaufen.

Die linksdrehende Spirale ist Zeichen der Rückkehr zur Einheit, denn von außen führt der Weg wieder in die Mitte. Sie zeigt den Weg der Verinnerlichung an, zu sich selbst und zu Gott. Die Mitte ist die unendliche konzentrierte Kraft Gottes und des aus dem Universum einströmenden Lichtes.

Die Seelenbotschaft

Hast du in der letzten Zeit viel von deiner Energie nach draußen gegeben? Dich damit beschäftigt, was andere Menschen von dir erwarten, oder Projekte begonnen, zu denen du eigentlich nicht stehst? Hast du vergessen, was deine Seele eigentlich will, was dir Spaß und Freude macht und dir Erfüllung bringt? Dann hole jetzt deine Lebenskraft bewusst spiralförmig wieder zurück bis zu dem ruhigen Punkt in deiner Mitte!

Bewahre dort die Energie so lange, bis du dich wieder ganz „aufgefüllt" fühlst und spüren kannst, was dir jetzt wirklich guttut. Lasse dich nicht von Menschen oder Situationen in deiner Umgebung ablenken. Jetzt ist die Zeit gekommen, dich zurückzuziehen und in der Ruhe zu sein. Denn daraus schöpfst du deine Kraft. Wenn die Zeit reif ist, wirst du das merken. Dann fließt deine Energie mit Leichtigkeit nach außen zum Wohle aller.

Doppelspirale

Die lunare Kraft

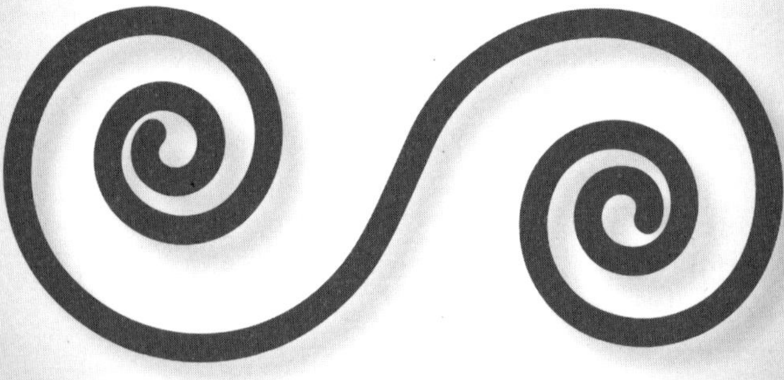

Vereinige die Gegensätze
in dir

Das Symbol

Die Doppelspirale zeigt zwei Spiralen, die sich gegenüberstehen und fließend ineinander übergehen. Die 2 steht für die Polarität bzw. für Gegensätze, die eine Beziehung zueinander haben. Sie gehören zusammen wie Geburt und Tod, männlich und weiblich, Tag und Nacht, Himmel und Erde, Aktivität und Passivität usw. Alles steht in Wechselbeziehung und bedingt sich gegenseitig. Das Eine könnte nicht ohne das Andere existieren. So ist auch unsere Erbinformation in Form einer „Doppelspirale“, der Doppelhelix, angelegt. Die Doppelspirale ist eine sehr dynamische Figur, die quasi unendlich in Bewegung ist: Die linksdrehende Spirale (von der Mitte aus gesehen gegen den Uhrzeigersinn) entwickelt sich expansiv (männlich) nach außen, sucht dann die Verbindung zum aufnehmenden (weiblichen) Prinzip und dreht sich rechtsdrehend nach innen zum Ruhepol und Rückzug.

Die Seelenbotschaft

Hast du dich zu lange in deinem Inneren vergraben oder dich von anderen Menschen zurückgezogen? Oder bist du nur noch im Außen, immer auf Reisen oder „viel beschäftigt“? Alles im Leben unterliegt einem Rhythmus: Auf und Ab, Ruhe und Aktivität, Schlafen und Wachen, Urlaub nehmen und Projekte anpacken. Vergisst du den anderen Part, so wird sich dieser melden, zum Beispiel in Form von körperlichen Symptomen, „Burnout“, depressiven Verstimmungen, unerklärlichen Gefühlsausbrüchen usw. Mit der Doppelspirale fließt du wieder im Spiel des Lebens mit. Du erinnerst dich, dass nach jeder Ebbe die Flut kommt, und weißt auch, dass dies gut so ist. So gewinne Vertrauen in die Polarität des Lebens. Erst wenn du die größten Tiefen erfahren hast, kannst du dich auch in die luftigsten Höhen erheben und über dich hinauswachsen!

Galaktische Spirale

Unendlicher Energiefluss

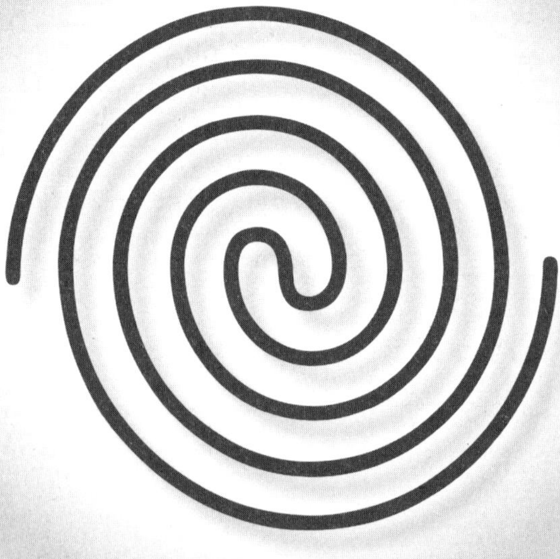

Spüre die kosmische Verbindung
in dir und um dich herum

Das Symbol

Die galaktische Spirale steht für den unendlichen Energiefluss in die beiden Richtungen innen und außen. „Pantha rhei", alles fließt, dieses Gesetz des Lebens auf der Erde und im Universum zeigt sich in der galaktischen Spirale in aller Deutlichkeit. Niemals kann es Stillstand geben, nur ewige Bewegung und Veränderung. Die galaktische Spirale hat extrem viel Kraft, wie ein Tornado oder Hurrikan. Sie kann Materie und Nichtmaterie einfach einsaugen wie ein riesiges Magnetfeld und plötzlich wieder von sich schleudern wie bei einem Vulkanausbruch. Ein kurzer Augenblick Ruhe herrscht dabei nur in ihrem Zentrum, dem Punkt der Umkehrung. So ist die galaktische Spirale der Ur-Rhythmus allen Lebens, ein unendlicher Wirbel voller Kraft und Energie, das Symbol der Veränderung schlechthin. Der Weg nach innen endet nicht, sondern drängt sofort wieder nach draußen.

Die Seelenbotschaft

Wenn dich die Botschaft der galaktischen Spirale erreicht, dann bist du bereit, mit einer der stärksten Kräfte des Universums umzugehen. Du musst keine Angst vor dieser Kraft und Energie haben, wenn du sie zum Wohle aller einsetzt und nicht aus egoistischen oder kleinlichen Beweggründen. Die galaktische Spirale offenbart dir dein ganzes dir innewohnendes Schöpferpotenzial. Du hast es bis jetzt vielleicht nur sehr wenig gelebt oder du meinst, dass du kein Recht dazu hast, dich „auszubreiten", damit du andere Menschen um dich herum nicht „klein" erscheinen lässt? Beginne jetzt deinen Weg in die Freiheit, auch wenn dies anderen Menschen nicht gefällt! Dein Weg ist ein kraftvoller Weg. Er führt in dein weises Zentrum, woraus du deine Energie schöpfst, um sie voller Schwung, Elan und Liebe in deine Umwelt hineinzutragen. Beginne den Tanz jetzt!

Baum des Lebens

Die Mannigfaltigkeit der Schöpfung

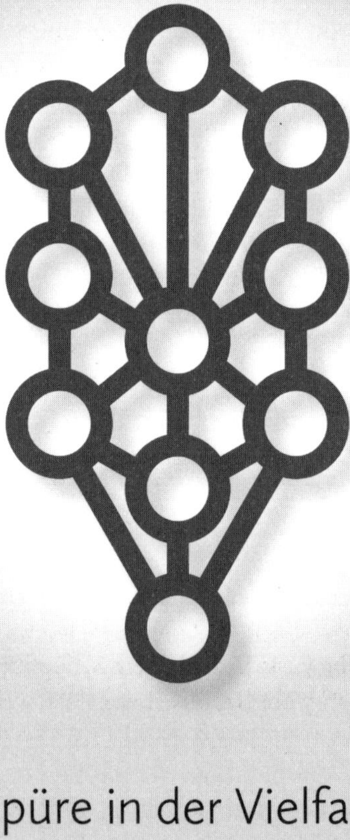

Spüre in der Vielfalt
das große EINS-Sein

Das Symbol

Der kabbalistische Weltenbaum ist die jüdische Form des „Lebensbaumes“, den es in Varianten auch in anderen Kulturen gibt. Die zehn Kreise nennen sich „Sephiroth“ (Plural des hebräischen Wortes Sephira = „Ziffer“). Es sind die Menschen als göttliche Schöpferwesen bzw. zehn geistige Prinzipien (Kräfte) mit unterschiedlichsten Aufgaben und Qualitäten. Ohne sie könnte sich der Makrokosmos des Universums nicht im Mikrokosmos, dem Leben in der kleinsten Zelle, verwirklichen. Die Querlinien zeigen die unverzichtbaren Verbindungen auf, die das göttliche Modell erst wirksam machen. Keine Sephira kann ohne die andere sein, alles hat seinen Platz und seine Verantwortlichkeit in der Gemeinschaft. Erst durch diese Gott-Mensch-Verflechtung kann die göttliche Allmacht wirken. Der Mensch steht unter dem Einfluss universaler Kräfte, kann diese aber auch seinerseits beeinflussen.

Die Seelenbotschaft

Die Mannigfaltigkeit der Schöpfung möchte dir zeigen, dass du einen unverzichtbaren Platz auf der Erde und im Universum eingenommen hast. Wenn du keine Lust oder Kraft hast, diesen auszufüllen, dann leiden darunter auch die anderen Teile in diesem lichtvollen Gefüge. Nur gemeinsam könnt ihr eure volle Kraft entwickeln und zum Wohle der Weiterentwicklung der Schöpfung einsetzen. So besinne dich jetzt auf deine Aufgaben und sage bewusst JA zu deinem Schöpferpotenzial. Es ist kein Zufall, an welchem Ort du geboren bist, welche Menschen dich umgeben und welche Aufgabe du übernommen hast. Fülle deinen Platz voll aus und trage deine Kraft nach außen. Stelle dir deine Verbindungen zu Menschen, Situationen und Orten als Seile vor und fühle, was euch eint und was es eventuell noch zu verbessern gibt, damit allem Genüge getan werden kann.

Sonnenrad

Mandala des Lebenskreises

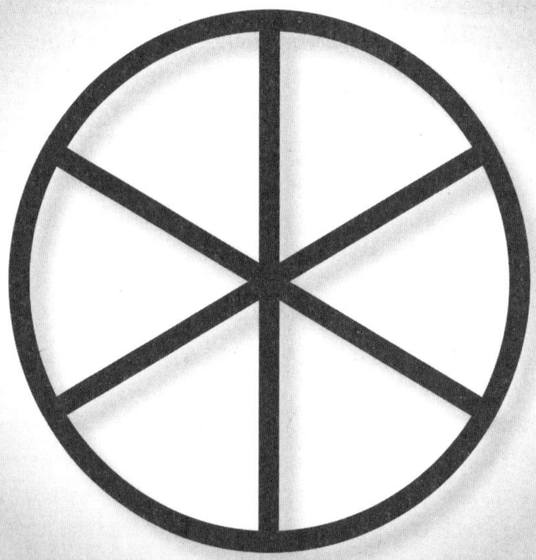

Erkenne die Ordnung
in deinen Richtungen

Das Symbol

Radsymbole sind in vielen Ländern der Welt verbreitet und wahrscheinlich schon viele Tausende Jahre alt. Wir finden Räder mit unterschiedlich vielen Speichen zum Beispiel im Germanen- oder Keltentum. Hier gibt es den Radgott Taranis, der ein Radsymbol in den Händen trägt. Im Taoismus, Buddhismus und anderen Kulturen reichen die Deutungen des Symbols von Schicksalsrad oder Rad des Lebens über Kreislauf der Wiedergeburten bis hin zum Verhältnis Mensch und Natur (Jahreszeiten, Windrichtungen, Rhythmen des Lebens usw.). Im Taoismus repräsentiert die Nabe des Rades die Leere, die Speichen symbolisieren die „zehntausend Dinge". Im menschlichen Körper ist die Nabe das Herz (Zentrum), das die Organe steuert, damit diese in harmonischer Weise ihre Arbeit tun können. Das Symbol steht auch als Mandala für die Erfahrung einer geordneten Welt.

Die Seelenbotschaft

Erreicht dich die Botschaft des Rades, so bist du eingeladen, dich auf deine Mitte zu besinnen, aus der alle Ordnung entspringt. Es ist dein Herz als physisches und geistiges Zentrum, das deine Organe steuert und gesund erhält und die Richtungen vorgibt, in die du dich bewegst. Fühle dein Herz bewusst, spüre, wie es unermüdlich für dich schlägt, ohne dass du dich darum kümmern musst. Indem du mit deinem Herzen vertraut wirst, lernst du deinen eigenen Lebensrhythmus kennen, von dem du dich vielleicht in letzter Zeit entfernt hast. So kann es sein, dass du zurzeit viel Stress und Hektik um dich herum verspürst und dir alles zu viel geworden ist. Oder du weißt nicht mehr, in welche Richtung du gehen sollst. Das Sonnenrad hilft dir, von deiner ruhig gewordenen Mitte aus deinen eigenen Rhythmus zu leben und die Ordnung deines Lebens zu erkennen.

Triskele

Die dreifache Göttin

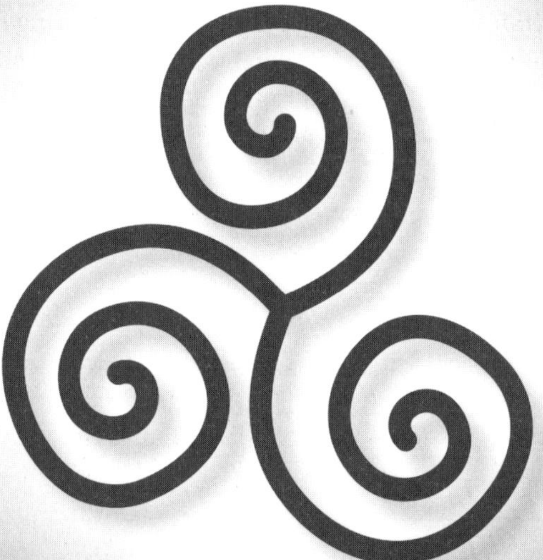

Neue liebevolle Wege
öffnen sich für dich

Das Symbol

Die Dreierspirale ist seit der Frühzeit in vielen Ländern zu finden. Meist wird sie dem Keltentum zugeordnet. Die Dreierform symbolisiert den Kreislauf des Lebens: Werden – Sein – Vergehen, Aussaat – Wachstum – Ernte, Vergangenheit – Gegenwart – Zukunft. Die Spiralform signalisiert, dass alles immer in Bewegung ist, denn das Leben IST Bewegung. Mythologisch erzählt uns dieses Symbol besonders auch von der „dreifachen Göttin": In der frühen Verehrung der weiblichen Kraft wohnte in ihr die jugendlich wilde, ungezähmte Frau, die dem Neumond und der Kraft der Schöpfung entspricht. Die erwachsene Vollmondgöttin steht für die Erhaltung, die Blüte der weiblichen Kraft und die Mutterschaft, und die knochige Alte signalisiert den Aspekt des Vergehens. Sie hat Zugang zur Unterwelt und zur Welt der Ahnen, aus der wiederum neues Leben geprägt wird.

Die Seelenbotschaft

Wenn dich die Botschaft der Triskele erreicht hat, dann öffnen sich dreierlei Wege in dir, um die Liebe in deinem Leben wieder voll leben zu können: der wilde ungezähmte Aspekt der Lust und Leidenschaft, der sich wie eine junge Pflanze im Frühling in dir Bahn brechen möchte; die Vollmondgöttin, die dir deine Reife und Vollkommenheit zeigt und dich liebevoll auffordert, die Früchte deiner Aussaat jetzt zu genießen; und die Unterwelt in dir, deine Schatten, die du vielleicht bis jetzt negiert oder übersehen hast, die aber genauso zu dir gehören wie die Freude am Leben. Sei mutig und lasse alle Aspekte in deinem Sein zu ihrem Recht kommen. Sie alle gehören zu dir. Bewerte eine Seite nicht besser als die andere. Erlaube dir selbst, sie alle zu leben. Habe Mut, lerne alle Seiten in dir wieder zu lieben. Und lebe sie – jetzt, denn es gibt keinen besseren Zeitpunkt!

Rad des Lebens

Kreislauf der Wiedergeburten

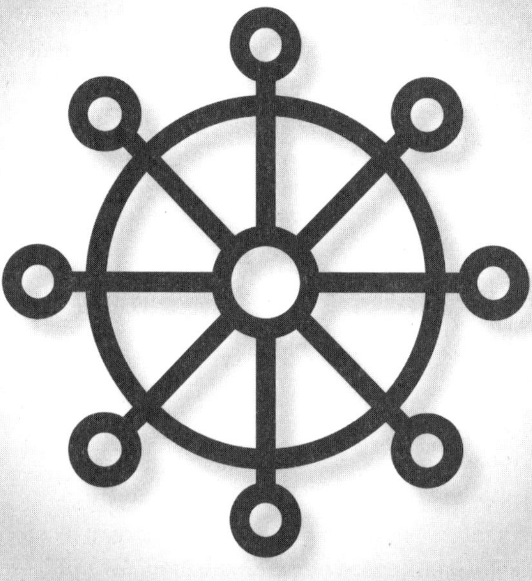

Finde deinen eigenen Weg
in die Freiheit

Das Symbol

Das Lebensrad, auch Rad des Werdens oder Rad der Wiedergeburten genannt, ist vor allem als Mandala des Buddhismus bekannt geworden, wo es bei der Meditation über das Gesetz des Karmas (Ursache und Wirkung) benutzt wird. So soll Buddha kurz vor seiner Erleuchtung den ewigen Kreislauf des Lebens gesehen und den Weg der Befreiung erkannt haben. In Darstellungen des Lebensrades findet man unterschiedlich viele Speichen, womit auch die jeweilige Zahlensymbolik stark einfließt. Das achtspeichige Rad deutet mit der Vollendung der Sieben das Ende eines Schöpfungszyklus an (am siebten Tag war die Welt erschaffen) und mit der Integration der achten Speiche bereits den Beginn des neuen Zyklus. So zeigt das Rad des Lebens, dass es niemals ein Ende geben kann, nur eine unendliche Folge von Werden und Vergehen, den ewigen Kreislauf der Wiedergeburten.

Die Seelenbotschaft

Das Rad des Lebens zeigt dir, dass du einen großen Schöpfungszyklus vollendet hast und dein Leben jetzt in eine neue Phase eintritt. Das kann bedeuten, dass eine neue Arbeitsstelle oder ein Projekt auf dich warten oder dass du eine leblos gewordene Beziehung hinter dir lassen sollst, weil sie dich nur auf deinem neuen Weg behindern würde. So vergeude deine Kraft nicht länger damit, alte Dinge festzuhalten, das bindet nur deine Energie. Richte den Blick nach vorne zu neuen Ufern, dann siehst du das Licht, das Leuchtfeuer und Ermutigung für dich sein möchte. Danke dem Alten noch einmal und gib ihm deine Wertschätzung. Es hatte seinen Sinn in deinem Lebensplan. Dann aber hole tief Luft, bringe frischen Wind in dein Gemüt und mache den ersten Schritt in die neue Richtung. Freude, Kreativität und Lust am Leben werden deine Belohnung sein!

Labyrinth

Vom Suchen zum Finden

Lasse Veränderungen zu und
finde den Weg in deine Mitte

Das Symbol

Das Labyrinth als weltweit verbreitetes Symbol ist eine Kombination aus einem Kreis (Symbol für „Vollkommenheit") mit einer Spirale (Symbol für die „Bewegung des Lebens"). Nur ein einziger Weg führt ins Zentrum dieses „Irrgartens" hinein, und wo der Weg genau hinführt, ist von außen nicht zu sehen. Dazu muss der Mensch das Labyrinth betreten und es selbst im Inneren erfahren. Das Labyrinth ist ein Symbol für schon lange vorgezeichnete Schicksalswege, die letztlich doch zum Ziel führen. Im Vergleich zum klassischen Irrgarten hat das Labyrinth den Vorteil, dass es hier keine Sackgassen und fehlgeleiteten Wege gibt, sondern nur einen spiralförmigen Weg, der bewusst und in meditativer Ruhe gegangen und erfahren werden möchte. Irgendwann ist das Ziel erreicht, sofern man die Reise nicht mittendrin abbricht und den Weg zum Ausgang vorzeitig zurückgeht.

Die Seelenbotschaft

Der Weg deines Lebens ist nicht immer gerade und von vornherein einsehbar. Du kennst vielleicht dein Ziel, aber wie der Weg dorthin aussieht und wie es sich anfühlen wird, wenn du die Mitte erreicht hast, weißt du erst dann, wenn du den Weg dorthin vollendet hast. Vorher ist alles Vorstellung, die nur in deinen Gedanken existiert. Das Labyrinth ist eine große Hilfe, wenn du dich entschließt, deinen eigenen Weg zu gehen. Den ersten Schritt, die Entscheidung hineinzugehen, musst du aber selbst tun, niemand wird dir das abnehmen. Wenn du auf der Reise bist, dann kehre nicht um, bleibe bei der Sache und lasse dich nicht beirren. Nimm alles an Erfahrungen mit auf deinem Weg zum Ziel, dies wird dir niemand mehr nehmen können. Wenn du zurückkehrst, wirst du viele Schätze mitbringen, die dein Leben reicher machen. Genieße die Reise zu dir selbst!

Othila-Rune

Die Heimat der Ahnen

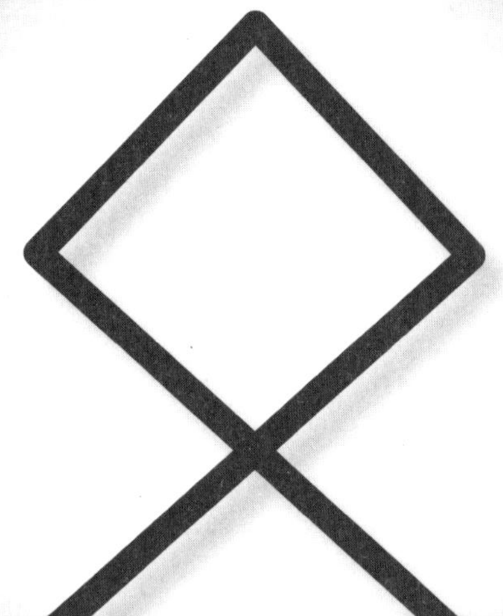

Lasse alte Gewohnheiten
in Liebe los

Das Symbol

Die Othila-Rune, auch Othala- oder Odal-Rune genannt, ist die letzte der 24 germanischen Runen. Sinngemäß wird ihr die Bedeutung „Heimat", „Ahnen", „Familie", „Vergangenheit", „Besitz" und „Erbe" zugeschrieben. Im Wort „Kleinod" finden wir noch die Bedeutung einer kleinen Kostbarkeit bzw. eines Gegenstandes, der Außenstehenden vielleicht nichts bedeuten würde, der aber einen hohen persönlichen (ideellen) Wert für den Besitzer haben kann. Ein Kleinod möchte man hüten und bewahren. Die Othila-Rune bezieht sich aber nicht nur auf das materielle (Familien-)Erbe, sondern auch auf Fähigkeiten oder geistig-spirituelle Errungenschaften, die es wert sind, gefördert und bewahrt zu werden. So kann die Othila-Rune ein verborgenes spirituelles Erbe eines Verstorbenen ankündigen, das in nachfolgenden Generationen wieder zum Leben erweckt werden möchte.

Die Seelenbotschaft

Du bist an einem wichtigen Punkt in deinem Leben angekommen, an dem sich der Begriff „Besitz" völlig neu für dich definiert. Du besitzt einen Körper, Geld oder verschiedene Gegenstände oder meinst sogar, „deinen" Mann oder „deine" Frau zu besitzen. In Wahrheit sind dies alles nur Leihgaben, die du am Ende nicht behalten kannst, weil aller Besitz nur Illusion ist. Du wirst vielleicht schon bemerkt haben, dass je fester und krampfhafter du an deinem vermeintlichen Besitz festhältst, desto weniger deine Träume und Wünsche in Erfüllung gehen. Alles Festhalten entsteht letztendlich aus der Angst heraus, es nicht behalten zu können. Dadurch wirst du es aber verlieren. Das ist der Rat deiner Ahnen: Lasse los, was du liebst, habe Vertrauen und wertschätze besonders die Menschen, die dich im Leben begleiten – freiwillig und weil sie dich lieben!

Herz

Die reine Liebe

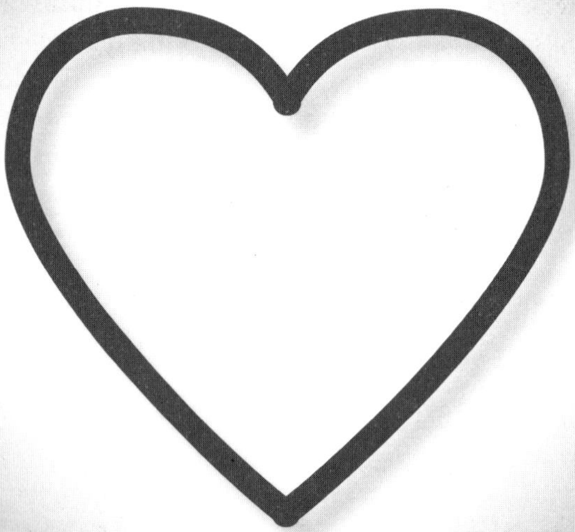

Spüre die alles
umhüllende Liebe in dir

Das Symbol

Wohl kaum ein anderes Symbol braucht weniger Erläuterung als dieses: Das Herz, vor allem in Verbindung mit der Lebenskraftfarbe Rot, ist hauptsächlich als Symbol für die Liebe in all ihren Facetten bekannt. Die klassische Herzform, wie wir sie heute kennen, entwickelte sich ursprünglich schon in frühchristlichen Kulturen aus der Darstellung stilisierter Feigen- oder Efeublätter, wie sie bereits im 3. Jahrtausend v. Chr. zu finden sind. Das Efeublatt als sehr langlebige immergrüne Pflanze zeigt die Beständigkeit der Liebe über den Tod hinaus und das Feigenblatt stellt die Verbindung zur Erotik und geschlechtlichen Liebe her. Der Ausdruck „mein Herzblatt" für den Geliebten zeigt noch heute die Verbindung zur Pflanzensymbolik. Glück, Gesundheit, die Bereitschaft zur körperlichen und geistigen Liebe, Fürsorge, Barmherzigkeit und Hingabe signalisiert ein „offenes Herz".

Die Seelenbotschaft

Das Liebespaar Tristan und Isolde wurde von König Marke, der Isolde selbst zur Frau wollte, nach deren Tod getrennt begraben. Da aber wuchsen Efeustöcke auf ihren Gräbern, die sich hoch in der Luft umschlangen und so die Liebenden wieder vereinten. Die Liebe ist stärker als der Tod und damit stärker als die Angst vor Trennung, die letztendlich der Tod symbolisiert. So erinnert dich das Herz an die stärkste und unzerstörbarste aller Kräfte: die Liebe. Du trägst sie in deinem Zentrum, in deinem Körper, deiner Seele, deinem Geist, deinem Bewusstsein, selbst in den Augenblicken, in denen du sie nicht spüren kannst. Lege eine Hand auf dein Herz und fühle, wie es schlägt und lebt, ohne dass du dich darum kümmern müsstest. Lasse einen liebevollen Gedanken der Dankbarkeit in dir entstehen, wie ein Licht in deinem Innersten, das täglich größer wird.

Frieden

Lebensrune

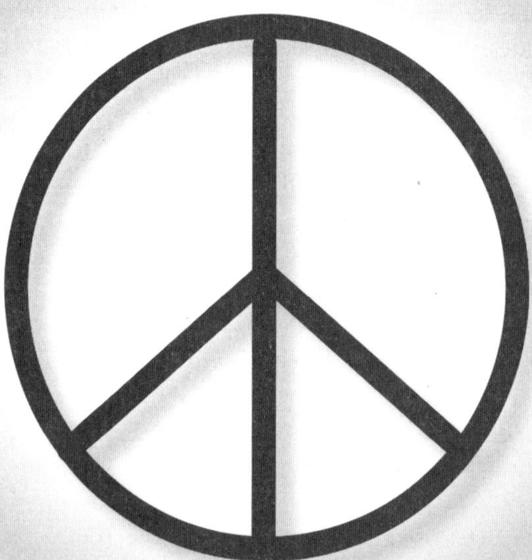

Es ist alles gut,
so wie es ist – finde Frieden

Das Symbol

Das „Friedenszeichen“ ist wohl am bekanntesten geworden durch die Abrüstungs- und Friedensbewegung der 60er-Jahre. Als CND-Zeichen („Campaign for Nuclear Disarmament“) wurde der Entwurf dem Friedensaktivisten Gerald Holtom zugesprochen, der es 1958 populär gemacht hat. Allerdings benutzte es schon die 3. Panzerdivision der Deutschen Wehrmacht von 1941 bis 1945 als Truppenkennzeichen, in Anlehnung an die Rune Elhaz („Elch“), die auf den Kopf gestellt als „Todesrune“ interpretiert wird, aber auch als Mahnung, vorsichtig zu sein, da der Kampf sonst zu einer Niederlage führen könnte. So enthält dieses Symbol stark die Thematik von Krieg und Frieden, von Widerstand und Nachgiebigkeit, von Angriff und Verteidigung, aber auch die grundsätzliche Frage, welche Art der Kommunikation unter den Menschen zum Glück und Frieden aller führt.

Die Seelenbotschaft

Neue Ereignisse und Herausforderungen werden auf dich zukommen. Wie wirst du ihnen begegnen? Mit deinen alten Mustern und Gewohnheiten, indem du erst einmal mit Abwehr und Widerstand reagierst? Oder indem du versuchst, die neue Situation zu vermeiden, zu ignorieren oder wegzuschieben? Dann wird sie dir in einer anderen Gestalt erneut begegnen. Die Lebensrune zeigt dir einen Weg der Begegnung im Zeichen des Friedens. Gewinnen kannst du nur kampflos, niemals indem du jemand anderen zur Niederlage zwingst. Handele mit Bedacht und nicht aus deinen Emotionen heraus. Indem du annimmst, was dir diese Situation zeigen möchte, kannst du jetzt unerlöste Themen aus deiner Kindheit transformieren und Frieden, Kraft und Glück finden. So wirst du nur gewinnen!

Yin/Yang

Vereinigung der Polaritäten

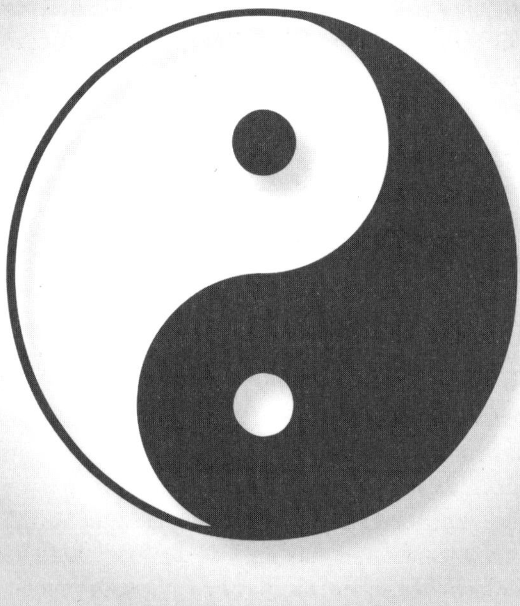

Alle Beschränkungen
lösen sich auf

Das Symbol

Das Yin/Yang-Symbol, auch Monade genannt, gehört zu den bekanntesten Symbolen weltweit. Erste Spuren finden sich in China im Buch der Wandlungen (I-Ging) ca. 700 v. Chr. Es ist wesentlicher Bestandteil fernöstlicher Philosophien, vor allem der Traditionellen Chinesischen Medizin (TCM). Das Konzept des Yin und Yang definiert alles, was ist im Universum, als Gegensatzpaar, wobei jeder der beiden Teile einen Aspekt des anderen Teiles in sich trägt. Ursprünglich bedeutete Yang die „Sonnenseite eines Berges“ und Yin die „Schattenseite eines Berges“. Unzählige Polaritäten drücken sich in der Monade aus: männlich/weiblich, Licht/Schatten, Tag/Nacht, Feuer/Wasser usw. Auch jeder einzelne Teil hat wieder ein Yin und ein Yang. Beide Teile bedingen sich gegenseitig, ergänzen und kontrollieren sich. Es sind Gegensätze und doch eine Einheit.

Die Seelenbotschaft

Als deine Seele auf dieser Erde inkarnierte, hat sie sich entschieden, die Gesetze der Polarität und Dualität kennenzulernen, um dadurch Erfahrungen zu sammeln. Niemals gibt es nur eine Seite der Medaille, je nachdem, welche Seite du betrachtest, siehst du einen anderen Aspekt. So ist nichts nur Licht oder Dunkelheit, was dir in deinem Leben begegnet. Im tiefsten Schatten kannst du einen hellen Punkt erkennen; jede Geburt kündigt bereits den Tod an. Das, was der Eine als „schön“ bezeichnet, sieht der Andere als „hässlich“. So ist das Leben. Beide Seiten haben ihre Berechtigung und das ist gut so! Dein inneres Yin und dein inneres Yang benötigen einander. Niemals kann nur eines alleine existieren. Sind beide Anteile in dir im Gleichgewicht, dann spiegelt sich dies auch in deiner harmonischen Umwelt. Verankere dieses Gesetz in deinem Herzen, spüre die tiefe Weisheit des Lebens.

Keltenknoten

Brücke zur Weisheit

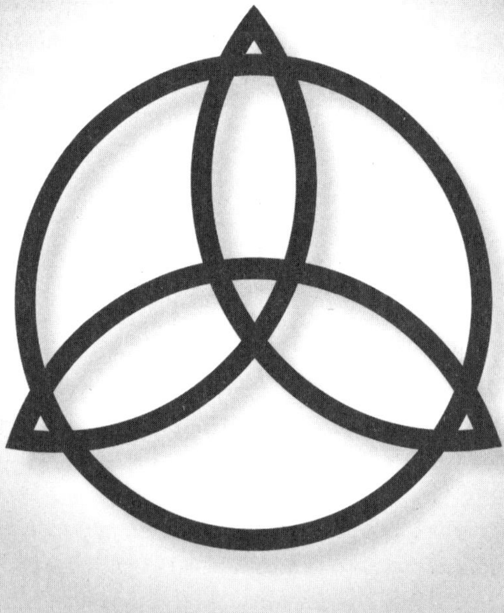

Lausche in dein Inneres und fördere dadurch deine spirituelle Entwicklung

Das Symbol

Einfache bis komplexe Knotenmuster waren typisch für die Kunst des Mittelalters. Sie werden oft als „Keltischer Knoten" bezeichnet, ähneln aber auch sehr der Trigurtas oder Triskele. Ihren Ursprung ordnet man meist dem Keltentum zu, was letztlich aber, wie bei vielen Symbolen, nicht gesichert ist. Ähnlich anderen „Dreierformen" liegt der Schwerpunkt des Keltenknotens auf der untrennbaren Einheit aus drei Bestandteilen. Auf Geburt, Leben und Tod folgt unausweichlich wieder Geburt, Leben und Tod. Wir können diese Phasen weder festhalten noch beschleunigen. Im bewussten Bejahen dieses Gesetzes liegt echte Weisheit und die Entwicklung der Seele. Der Zyklus der ewigen spirituellen Entwicklung des Menschen wiederholt sich so lange als Bewusstseinsprozess, bis er schließlich vollkommen ist und sich aus dem Zyklus der Wiedergeburten befreien kann.

Die Seelenbotschaft

Die kraftvolle Energie des Keltenknotens führt dich heraus aus der Polarität deines Denkens. Wenn du dich zwischen zwei Möglichkeiten nicht entscheiden kannst, weil du nicht weißt, welche die bessere Wahl ist, so kann sich jetzt ein lichtvoller dritter Weg für dich öffnen, an den du noch gar nicht gedacht hast. Du trittst aus der Begrenzung deiner zwei Gehirnhälften heraus und lässt dein Schwarz-Weiß-Denken liebevoll los. So kann sich jetzt endlich der dritte Aspekt als beste Möglichkeit für dich zeigen. Wenn deine Gedanken zu sehr in der Vergangenheit verweilen, weil dort alles „besser" war oder du sehr oft an die Zukunft denkst, „wie es werden soll", dann wähle bewusst die dritte Möglichkeit und hole deine Gedanken ins Hier und Jetzt zurück. Alles ist miteinander verwoben, und so gestalte dein Leben im Schutz des Kreises bewusst JETZT.

Weltenbaum

Die Verbindung aufnehmen

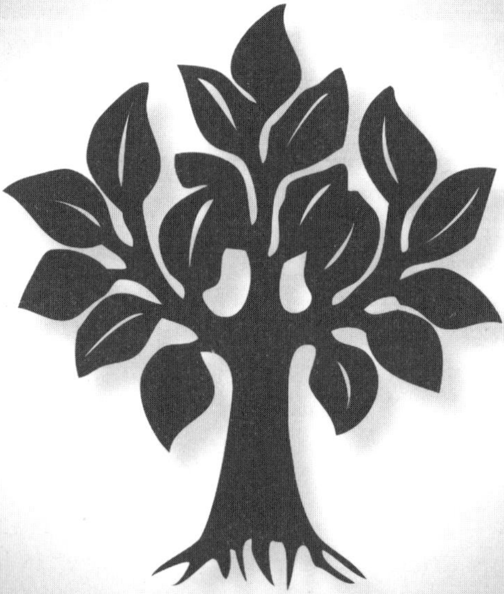

Lasse die Energie fließen,
von den Tiefen bis in die Höhe

Das Symbol

Der Weltenbaum gehört zur Mythologie vieler Völker und ist ein altes Symbol der Ordnung der Welt. Seine Wurzeln reichen bis tief in die Erde und seine Wipfel verbinden sich mit Himmel und Kosmos. In den alten Kulturen wurden Bäume als Sitz der Götter oder anderer Naturwesen sehr verehrt, sie galten als heilig. So spielt der Baum als „Lebensbaum" eine große Rolle. Er verbindet je nach Kultur unterschiedlich viele Ebenen miteinander, zum Beispiel Himmel, Erdenleben und Unterwelt. Bei den Germanen sind es sogar neun Welten. Die altnordische Esche Yggdrasil verkörperte als Weltenbaum den gesamten Kosmos. Als Symbol des Lebens steht der Baum für die Rhythmik der Natur und die ständige Erneuerung des Lebens mit Frühling (Geburt), Sommer (Blüte), Herbst (Reife) und Winter (Rückzug). Stirbt der Baum, so vergeht irgendwann auch der Mensch.

Die Seelenbotschaft

Erreicht dich die Botschaft des Baumes, so möchte er dich daran erinnern, dass du ein Geschöpf des Himmels und der Erde und untrennbar verbunden bist mit den Rhythmen der Natur. Der Baum kann dir alles geben, was du zum Leben brauchst. Aber du musst dich besinnen und dir bewusst machen, dass die Natur ein lebendiges Wesen ist. So gehe wieder mehr in den Wald, bewege dich bewusst und mit offenen Sinnen. Suche dir einen Baum, der dich anspricht, verweile dort und nimm mit ihm Kontakt auf. Ehre sein Dasein und alles, was er für dich tut, zum Beispiel indem er dir täglich den Sauerstoff liefert und Verbrauchtes aufnimmt. Danke ihm für seine Arbeit. Wenn du Rat und Hilfe suchst, so kannst du dich an seinen Stamm lehnen, ihm eine Frage stellen und geduldig auf die Antwort lauschen. So hörst du die Weisheit des Himmels und der Erde.

Trigurtas

Die göttliche Dreieinigkeit

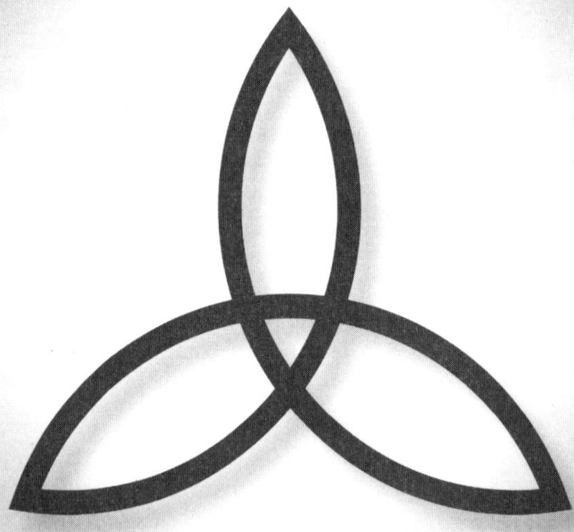

Vergangenheit, Gegenwart
und Zukunft sind EINS

Das Symbol

Die Trigurtas, auch Triquetra genannt, ist eine der vielfältigen Möglichkeiten, die Dreiheit des Lebens darzustellen. Das Symbol existiert weltweit in ähnlichen Varianten. Historisch wird es vor allem dem Keltentum zugeordnet. Zu welchen Zwecken es letztendlich verwendet wurde, lässt sich nicht mehr sagen. Ursprünglich ein nicht-christliches Symbol, wurde es auch im frühen Christentum für die Darstellung der heiligen Dreifaltigkeit - Vater, Sohn und Heiliger Geist - verwendet. Die drei Elemente stellen jenseits der einzelnen Religionen eine Einheit dar, die aus der Verbindung dreier Teile entsteht. Zusammen bilden sie ein Ganzes, so wie es im Leben und in der Natur überall zu finden ist: Geburt, Leben und Tod; Tag, Dämmerung und Nacht; Mutter, Vater und Kind; Aussaat, Wachstum und Ernte usw. Alles ist untrennbar aufs Innigste verbunden.

Die Seelenbotschaft

Die innige Verschlungenheit der Trigurtas erinnert dich daran, dass dein Körper, deine Seele und dein Geist untrennbar miteinander verbunden sind. Wenn du eines oder zwei Teile davon vernachlässigst, leiden unweigerlich auch die anderen Teile deines Selbst. So überlege dir, ob du etwas zu „einseitig“ lebst. Überlässt du dich zu stark deinen Emotionen oder wiederkehrenden Gedanken, die immer um dasselbe Thema kreisen? Dann kann es sein, dass du dadurch deinen Körper schwächst, der jetzt mehr Aufmerksamkeit in Form von gesunder Nahrung oder Bewegung in der Natur möchte. Oder bist du zu stark auf dein äußeres Erscheinungsbild fixiert, das du pflegst, bis es zu einer Maske wird und man dein Inneres nicht mehr spüren kann? Dann vernachlässigst du deine geistig-spirituelle Entwicklung. Bringe mit diesem Heilsymbol alles in dir in Einklang!

Auge Gottes

Göttliche Bewusstheit

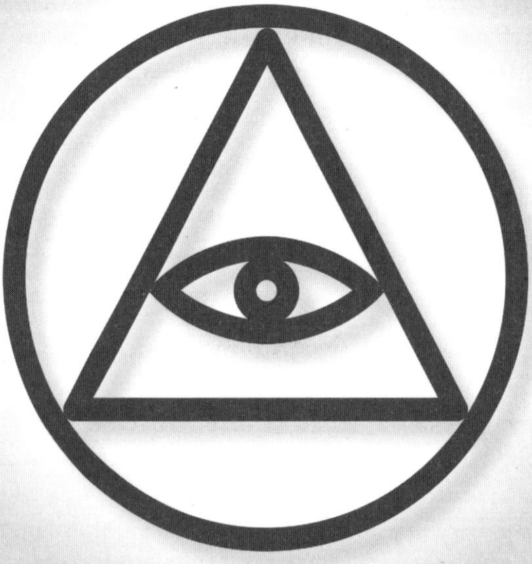

Die göttliche Quelle
wacht über dich

Das Symbol

Das „Auge Gottes", auch „Auge der Vorsehung" genannt, ist in seiner Bedeutung nicht eindeutig einer speziellen Kultur zuzuordnen. Bereits in der altägyptischen Tradition taucht es auf als allwissendes Auge des Sonnengottes Ra bzw. des aufgestiegenen Meisters Thot (Hermes Trismegistos). Ebenso ist es in der christlichen Symbolik in vielen Kirchen zu Hause, wo es als das über alles wachende Auge Gottes und als Symbol für die heilige Dreieinigkeit gesehen wird. In der Freimaurersymbolik steht es im „Osten" über dem Stuhl des Meisters und in der Epoche der Aufklärung für das rationale Vernunftdenken. In spirituellen Kreisen wird das Auge Gottes vornehmlich als (pyramidenförmig gedachtes) Symbol der Dreiheit aller Dinge, auch der nicht-sichtbaren Wirklichkeit interpretiert. Gott ist die Dreiheit aus Licht, Liebe und Weisheit, die alles Leben durchdringt.

Die Seelenbotschaft

Das Auge Gottes sieht dir direkt ins Gesicht und fordert dich auf, deine eingeschränkte Sichtweise der Dinge, die um dich herum geschehen, zu durchschauen. Nicht alles ist so offensichtlich, wie du das mit deinen eingeschränkten Sinnen sehen magst. Vieles, das dir am Verhalten anderer nicht gefällt, ist nur ein Spiegel deines Inneren. Im Lichte des Göttlichen kannst du jetzt völlig neue Betrachtungsweisen entwickeln, die dich alle Zusammenhänge deiner nur scheinbaren Probleme sehen lassen. Wenn du die Pyramide nicht nur von einer Seite aus betrachtest, dann siehst du auch die verborgenen Seiten, die noch im Schatten liegen. Setze dich in Bewegung und gehe um die Pyramide herum, sodass du auch die anderen Seiten betrachten kannst, zum Beispiel in einer Meditation. Was siehst du? Betrachte alle Seiten und entscheide erst dann!

Sri Yantra

Die Erdengöttin

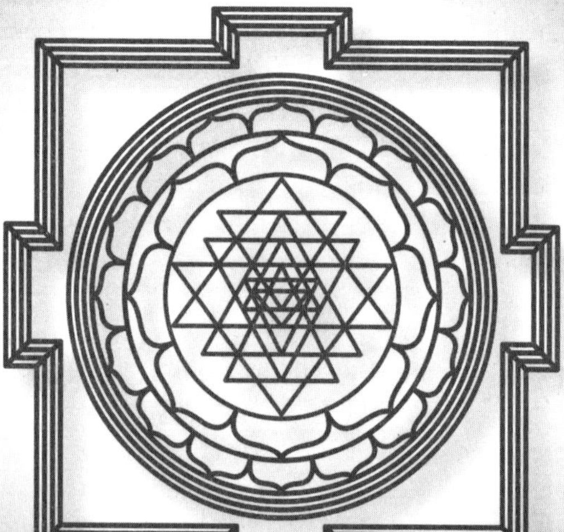

Lasse die Lebensfreude
in dir aufsteigen

Das Symbol

Yantras (Sanskrit „stützen, halten") sind geometrische Formen, die vor allem im Hinduismus und Tantrismus zur Meditation und Kommunikation mit Gott verwendet werden. Im SRI YANTRA wird heute – anders als im christlichen Glauben – vor allem die weibliche Form der Göttin, Shakti, verehrt. Das SRI YANTRA enthält neun ineinander verschlungene Dreiecke, von denen vier (Spitze nach oben) den Gott Shiva und fünf (Spitze nach unten) die Göttin Shakti repräsentieren. Die Durchdringung der weiblichen und männlichen Kräfte symbolisiert die Vollendung der Schöpfung. Nach indischer Mythologie erschuf der Gott Shiva den Kosmos und vollzieht diesen schöpferischen Akt durch die Vereinigung mit der Göttin Shakti immer wieder neu. Ziel ist es, in dieser (auch sexuellen) Bewegung den höchsten Bewusstseinszustand der Kundalinikraft (vgl. S. 165) zu erreichen.

Die Seelenbotschaft

Wenn du dich kraftlos fühlst oder die Freude am Leben verloren hast, blicke in die Tiefen des SRI YANTRA und entdecke die Botschaft von Shiva und Shakti. Meditiere eine Weile mit dem Bild, bis du die Lebenskraft der Kundalini in dir wieder wahrnehmen kannst. Dies kann ein leichter Schauder oder ein Wärmeempfinden sein. Oder es kitzelt dich etwas am Körper und du denkst plötzlich an etwas Schönes, das dir im Leben widerfahren ist, an Momente des Lachens und der Liebe. Lächle dir selbst innerlich zu, ziehe ruhig deine Mundwinkel dabei nach oben, denn schon die körperliche Bewegung beginnt deine Seele zu heilen. Tue deinem Körper etwas Gutes, indem du ihn zum Beispiel mit einem duftenden Öl einreibst und dies so richtig genießt. Gehe in warmem Wasser schwimmen, in die Sauna oder genieße eine Massage. Sei es dir bewusst wert!

Lotusblüte

Die Entfaltung

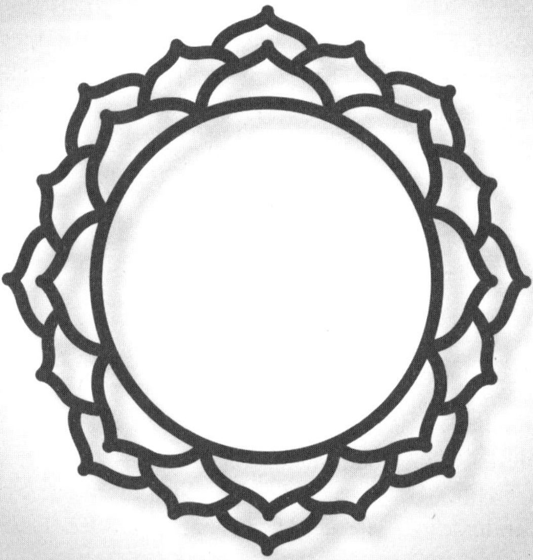

Alles ist möglich.
Blühe auf!

Das Symbol

Der Lotus (auch Lotos) ist eines der zentralen Symbole des Buddhismus, Hinduismus und Altägyptens. Er steht für die Erschaffung der Welt, das Licht, die Sonne, die ständige Erneuerung der Natur und für das Leben spendende Prinzip und die Schöpferkraft schlechthin. So wurde nach ägyptischer Vorstellung der junge Sonnengott in einer Lotusblüte geboren, was sich in jedem Sonnenaufgang wiederholt. Im Buddhismus zählt der Lotus zu den acht Kostbarkeiten und ist Symbol für den Lauf der Zeiten. Die Honigsüße der Lotusfrüchte steht für die Liebe, die Sinnlichkeit und die Hingabe der Frau, aus der neues Leben geboren wird. In vielblättrigen Formen ist das Symbol Sinnbild für die Chakren (Energiezentren) des Menschen, die sich, wie die Blume selbst, stets aufs Neue öffnen und entfalten möchten.

Die Seelenbotschaft

Fühlst du dich im Augenblick wie eine Wurzel im trüben Wasser, die versucht, im Schlamm Halt zu finden? Dann richte den Blick hinauf zur Wasseroberfläche, wo du schon ein zartes Licht leuchten siehst. Deine Wurzeln ruhen im weichen Bett der Gefühle und deines Unterbewusstseins. Aus diesen Tiefen kannst du jetzt ans Licht hinaufwachsen und eine wunderschöne Blüte entfalten. Denn ja, auch das bist du! Eine wunderschöne Blüte mit einem wunderschönen Duft, der viele Schmetterlinge mit seiner Süße anlocken kann. So komme an die Oberfläche und entfalte dich ganz. Gib dich hin dem Lauf der Welt und öffne dich in all deiner Pracht, dann weißt du, wie schön du bist in deinem ganzen Wesen. Lade die Geschöpfe der Erde ein, sich an deinem Zauber zu laben, und genieße dies mit vollen Sinnen! Dann ziehe dich wieder in die Tiefen zurück – bis morgen früh!

Das dreifache Sein

Einheit von Körper, Geist und Seele

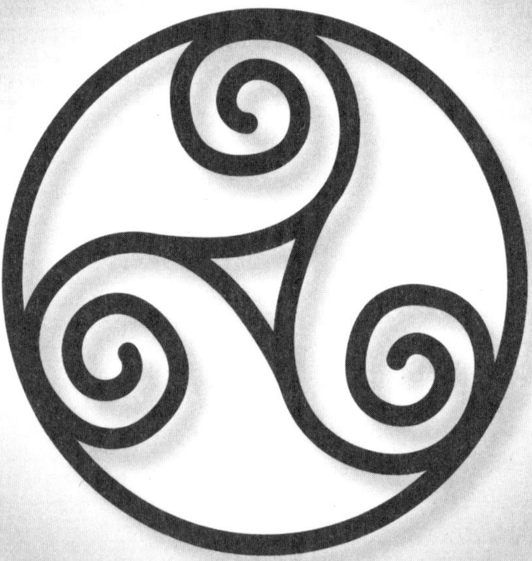

Du bist ALLES
und du bist in ALLEM

Das Symbol

Die Dreierspirale im geschlossenen Kreis ist eine Verbindung der keltischen Triskele („Dreiheit") mit dem Symbol des Schutzes und der Vollkommenheit. Die drei Spiralen stellen die dreifache Ordnung dar, die sich in allem findet: Mann, Frau, Kind – Geburt, Aufwachsen, Tod – Saat, Aufzucht, Ernte – Vergangenheit, Gegenwart, Zukunft usw. Die Formen der Spiralen symbolisieren einerseits die Bewegung, und in der runden Form erkennen wir andererseits die weibliche Seite allen Seins. Mythologisch wurde in den drei Spiralen die „dreifache Göttin" verehrt: das Mädchen, die Frau und die „Alte". Im Dreieck in der Mitte ist das männliche Prinzip zu sehen, das die Verbindung zum Weiblichen hält. Es steht für das Feuerelement, den Willen, die Tatkraft. So verbinden sich das männliche und das weibliche Prinzip zu einem Ganzen, das unter dem Schutz des Kreises steht.

Die Seelenbotschaft

Dieses Symbol erinnert dich daran, dass du eine Einheit aus Körper, Seele und Geist bist. Vielleicht hast du eine Zeit lang einen Teil dieser Dreiheit vernachlässigt, zum Beispiel dich zu wenig um die Bedürfnisse deines Körpers gekümmert. Wenn du Schmerzen hast oder dich unwohl fühlst, so lausche einmal hinein in deine Organe. Frage eines nach dem anderen, was es braucht. Vielleicht eine schöne Farbe, deine Aufmerksamkeit, Ruhe oder mehr Bewegung an der frischen Luft. Dann wird es auch deiner Seele und deinem Geist besser gehen. Das männlich Aktive und das weiblich Hingebende wollen jetzt im Ausgleich sein. Erst wenn es beiden gut geht, kann daraus das Dritte, die Schöpfung, entstehen. Das kann ein neues Projekt sein, das dir am Herzen liegt, eine neue Arbeit, ein neuer Partner oder etwas, von dem du schon länger weißt, dass es ansteht!

Urvertrauen

Hinter der Angst steht Vertrauen

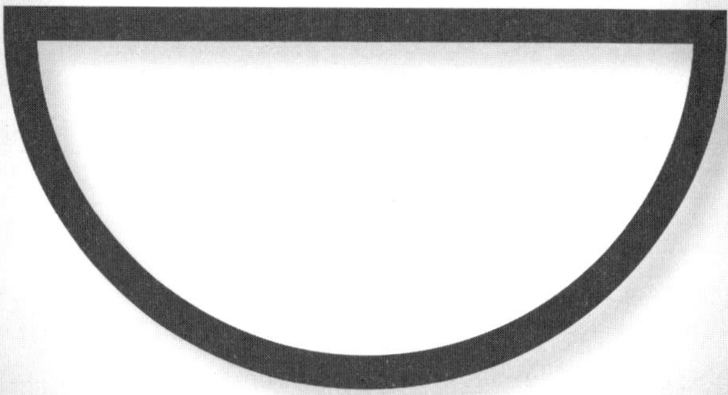

Lasse dich ganz
auf deine jetzige Situation ein

Das Symbol

Die Erfindung von Gefäßen wie Schalen, Kessel, Krüge usw. waren für die Menschheit ein wesentlicher Entwicklungsschritt. Fortan konnte man Wasser und Nahrung aufbewahren für die Zeiten, in denen diese wertvollen Dinge in der Natur nicht vorhanden waren. Das Gefäß selbst war somit etwas sehr Wertvolles, dem man mehr und mehr auch rituellen Wert beimaß. Aus einer Schale konnten Mitglieder einer Gruppe der Reihe nach trinken, um ihre Gemeinsamkeiten zu unterstreichen, im Hexenkessel sammelte man besondere Kräuter zur Zubereitung von magischen Tränken, die besonderen Zwecken vorbehalten waren, an denen nur ausgewählte Menschen teilnehmen durften. So ist die Schale symbolisch ein wertvoller Behälter, der wertvolle Inhalte aufnimmt und abgibt, um Sicherheit und Verbundenheit zu erzeugen und zu unterstreichen.

Die Seelenbotschaft

Erreicht dich die Schale als Symbol des Urvertrauens, so erinnere dich, dass du selbst einem Gefäß entstammst, der Gebärmutter deiner leiblichen Mutter und dem Schoß der großen Mutter Erde. Diese Herkunft teilst du mit all deinen Mitmenschen, dieses ist das ursprüngliche Merkmal, das euch verbindet. Fühle einmal in deinen Körper hinein, in dieses große Gefäß, das sekündlich Informationen aus der Umwelt aufnimmt, zerlegt, filtert und interpretiert. Fühlt sich das, was du aufgenommen hast, wertvoll an? Möchtest du es behalten, weil es dich nährt? Oder ist der Inhalt alt und abgestanden und es wäre besser, wenn du das Gefäß leeren und mit neuen klaren Informationen füllen würdest? Wenn das, was in dir wohnt, zur lebendigen Kraft geworden ist, dann wirst du zum niemals versiegenden Füllhorn, aus dem auch andere Geschöpfe sich laben können.

Schlange

Kundalini

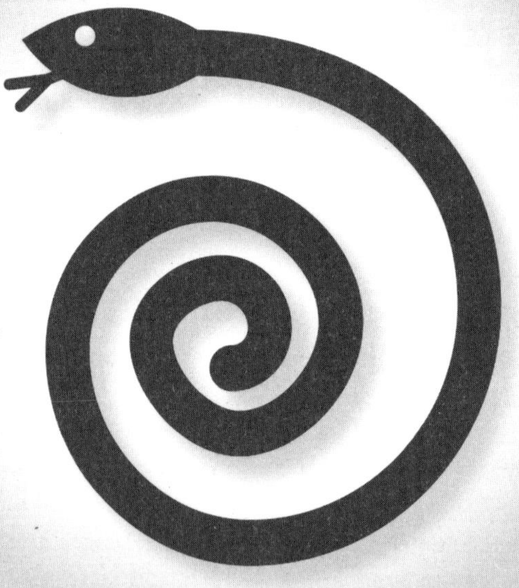

Die Lebenskraft
erwacht in dir

Das Symbol

Von jeher ist die Schlange ein sehr zwiespältiges Symbol. Auf der einen Seite Versucherin und „Schuldige“ in der Bibel, die für die Vertreibung aus dem Paradies verantwortlich sein soll; auf der anderen Seite verehrungswürdiges, heiliges Tier, das die schöpferische Urkraft der Kundalini symbolisiert und Sinnbild für die Heilkraft ist. Weil sich die Schlange häuten kann, steht sie auch für die stetige Erneuerung von Körper und Geist und die Wiedergeburten, so lange, bis der Mensch seine Wandlung zum Göttlichen vollendet hat. Der Ouroboros, die Schlange, die sich selbst in den Schwanz beißt, symbolisiert Vollkommenheit und eine unendliche Kraft und Energie. Diese kreative Energie wird frei, wenn der Kampf in unserem dualen Denken und Handeln beendet wird und die Kraft dazu genutzt wird, schöpferisch tätig zu sein.

Die Seelenbotschaft

Die Schlange steht für das Erwachen der kreativ-schöpferischen Kraft in dir. Diese Urkraft des Lebens, mit der Gott dich und alle Menschen ausgestattet hat, ist viel stärker, als du bisher vielleicht geglaubt hast. Wenn das Leben dich im Augenblick kräftig durchrüttelt, dann kann dies an der aufsteigenden Kundalini in dir liegen. Diese Kraft kannst du sowohl heilbringend als auch zerstörerisch benutzen. Die Grenzen sind oft fließend, und so solltest du sehr behutsam mit der Schlangenkraft umgehen, damit sie nicht außer Rand und Band gerät. Lerne deine Gedanken und Taten zu kontrollieren, indem du dich zum Beispiel beim Aufsteigen negativer Impulse bewusst zurückziehst und erst einmal meditierst, bevor du „giftig“ reagierst. Denn dies könnte mehr zerstören, als dir lieb ist. Übe viel und nutze die Kräfte der Natur in dir, um dich schöpferisch und heilbringend auszudrücken.

Danksagung

Ohne die vielen wohlwollenden Menschen, Freunde und Helferlein wäre dieses Buch nicht möglich gewesen. Es lebt von der Kreativität der Menschen, die mit Symbolen arbeiten und die vielfältigsten Erfahrungen damit gesammelt haben. Wir danken von Herzen allen Personen, die uns ihr Material, ihr Wissen und ihre spannenden Erfahrungen zur Verfügung gestellt haben. Auch dir, Raphael, unserem Verleger, danken wir, dass du uns dieses Buch ermöglicht hast. Und insbesondere möchten wir all jenen guten und lichtvollen Wesen danken, die uns die Themen und Symbole dieses Buches haben „finden" lassen und die Sie – liebe Leser – zu diesem Buch geführt haben. DANKE!

Zu den Autorinnen

Das Bestsellerautorinnen-Duo Neumayer und Stark steht für authentische Erfahrungen, Wissen und Kompetenz. Die beiden Fachbuchautorinnen beschäftigen sich seit über zwei Jahrzehnten in Theorie und Praxis mit den heilenden Wirkungen von Strichcodes und Symbolen. Sie sind die Verfasserinnen der erfolgreichen Ratgeberreihe „Medizin zum Aufmalen", die im Jahr 2023 als neu überarbeitetes Basisbuch erschienen ist, sowie des Kartensets „Medizin zum Aufmalen". Zum Themenkomplex der Schwingungsmedizin haben sie in den letzten Jahrzehnten viele Fortbildungen gegeben. Als Heilpraktikerin wendet Roswitha Stark diese Methode auch aktuell in ihrer Praxis an.

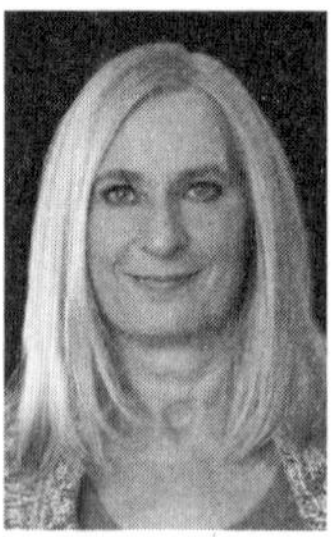

Roswitha Stark zählt zu den erfolgreichsten Autorinnen im Bereich der Schwingungs- und Informationsmedizin. Sie ist seit über 20 Jahren als Heilpraktikerin, Coach und Expertin für energetisches Heilen tätig. Weitere Informationen finden Sie unter www.roswithastark.de.

Petra Neumayer ist freie Autorin und hat zahlreiche Bücher über Nahrungsergänzungen und Komplementärmedizin veröffentlicht. Sie hält Creative-Writing-Workshops und arbeitet zudem als Musikproduzentin. Weitere Informationen finden Sie unter www.skripthaus.com.

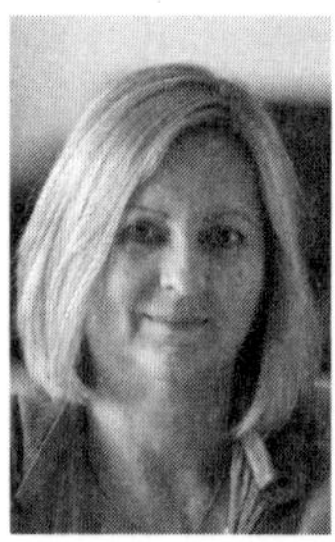

Internet-Adressen

www.heilen-mit-symbolen.info
Der Blog veröffentlicht interessante Informationen, Tipps und Praxisbeispiele rund um die Heilarbeit mit Symbolen.

www.skripthaus.com
Autorenwebsite von Petra Neumayer: Bücher, Vorträge, Seminare und News.

www.roswithastark.de
Praxis, Ausbildungen und Seminare zur Neuen Homöopathie von Roswitha Stark.

www.mankau-verlag.de
Verlagsseite mit Leseproben, Autorenvideos sowie weiteren Informationen zu den Büchern und Kartensets der Autorinnen.

www.ypsilon-shop.de
Ruten und nützliche Arbeitsmaterialien für Anwender, Berater und Therapeuten.

www.ypsilon-portal.de
Informationen und Tipps rund um biophysikalische Informations- und Energiemedizin. Adressen von Therapeuten, Beratern und Seminaranbietern nach Postleitzahlen.

www.seelencodes.de
Informationen zum Buch „Heilen mit Seelencodes", Veranstaltungen und Services zur Heilbildgestaltung mit Symbolen, Zahlen, Worten und Farben.

Weitere Veröffentlichungen der Autorinnen (Auswahl)

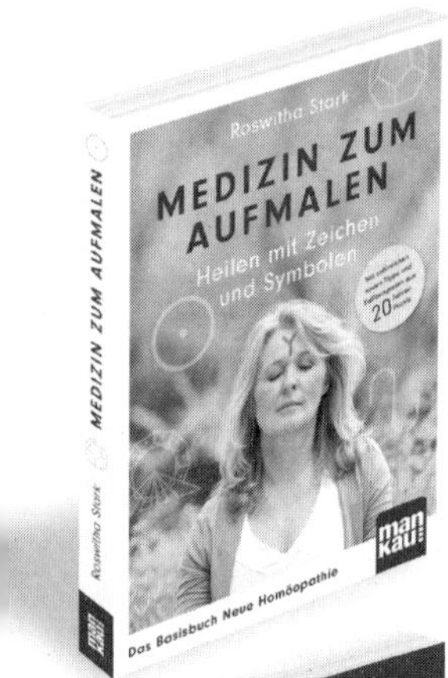

Roswitha Stark
Medizin zum Aufmalen
Heilen mit Zeichen und Symbolen.
Das Basisbuch Neue Homöopathie
25,– € (D) / 25,80 € (A)
ISBN 978-3-86374-691-9

Das „Basisbuch Neue Homöopathie" ist für Therapeuten und Laien der Strichcode-Methode Erich Körblers ein wertvoller Begleiter, Quelle der Inspiration und Nachschlagewerk zugleich. Es bietet zudem einen umfassenden Einblick in die erweiterte Informationsmedizin mithilfe von Symbolen.

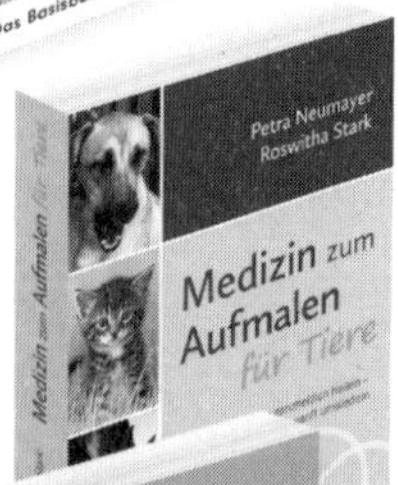

Petra Neumayer / Roswitha Stark
Medizin zum Aufmalen für Tiere
Geliebte Tiere ganzheitlich heilen – ungeliebte Tierchen sanft umsiedeln
10,90 € (D) / 11,30 € (A)
ISBN 978-3-86374-409-0

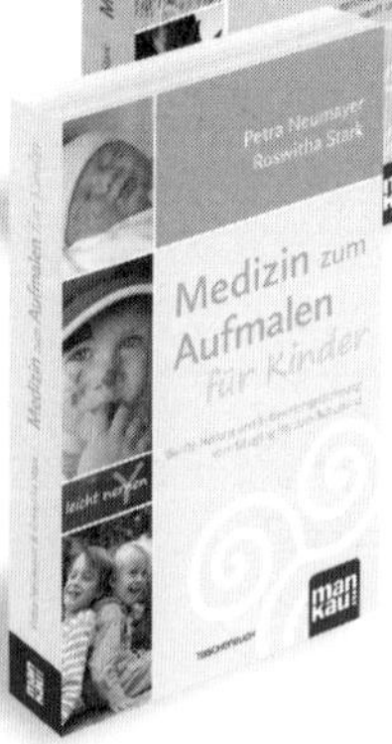

Petra Neumayer / Roswitha Stark
Medizin zum Aufmalen für Kinder
Sanfte Heilung und Entwicklungsförderung vom Säugling bis zum Schulkind
10,90 € (D) / 11,30 € (A)
ISBN 978-3-86374-412-0

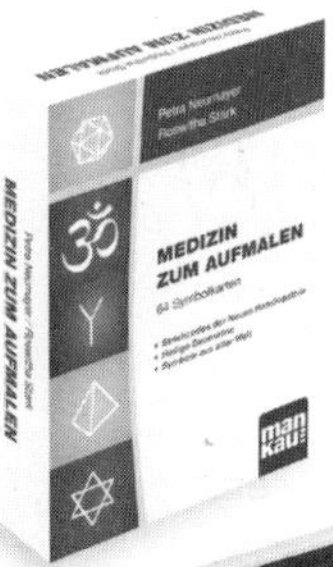

Petra Neumayer / Roswitha Stark
Medizin zum Aufmalen (Kartenset)
64 Symbolkarten: Strichcodes der Neuen Homöopathie, Heilige Geometrie, Symbole aus aller Welt
17,90 € (D) / 18,40 € (A)
ISBN 978-3-938396-59-9

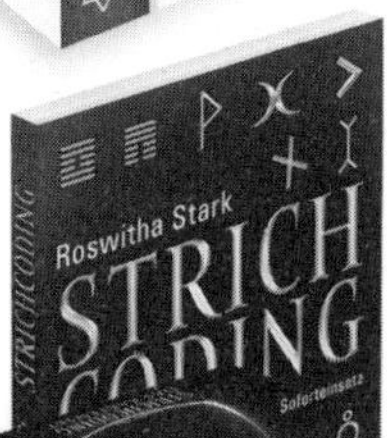

Roswitha Stark
Strichcoding
144 kraftvolle Heilzeichen für den Soforteinsatz. Mit A2-Plakat mit allen Codes!
22,– € (D) / 22,70 € (A)
ISBN 978-3-86374-284-3

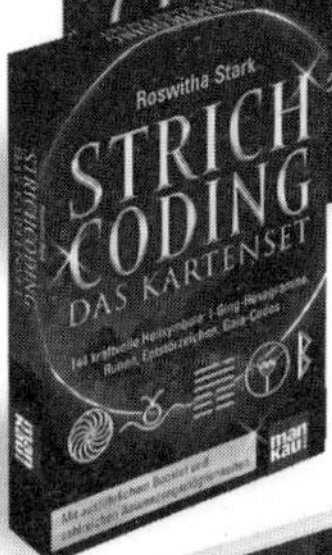

Roswitha Stark
Strichcoding. Das Kartenset
144 kraftvolle Heilsymbole: I-Ging-Hexagramme, Runen, Entstörzeichen, Gaia-Codes
29,95 € (D) / 30,90 € (A)
ISBN 978-3-86374-709-1

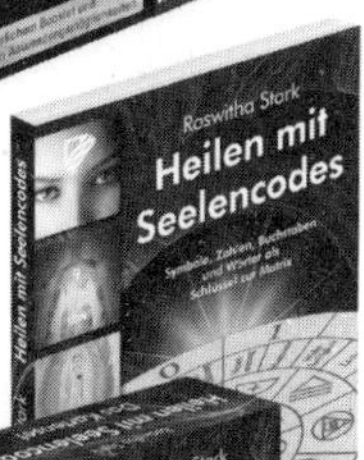

Roswitha Stark
Heilen mit Seelencodes
Symbole, Zahlen, Buchstaben und Wörter als Schlüssel zur Matrix. Mit zahlreichen Anleitungen und Fallbeispielen
20,– € (D) / 20,60 € (A)
ISBN 978-3-86374-044-3

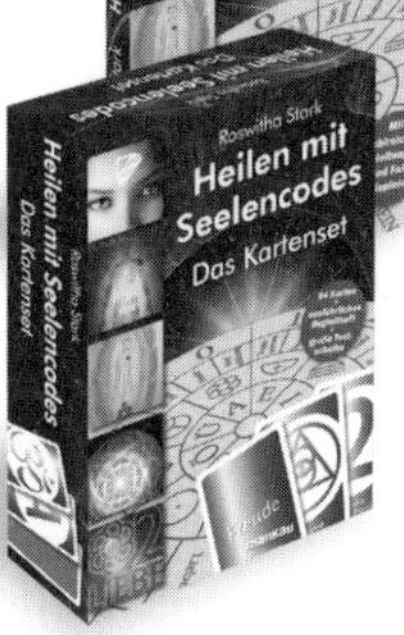

Roswitha Stark
Heilen mit Seelencodes. Das Kartenset
Persönliche Heilbilder aus Symbolen, Zahlen, Wörtern und Farben erstellen
27,95 € (D) / 28,80 € (A)
ISBN 978-3-86374-098-6

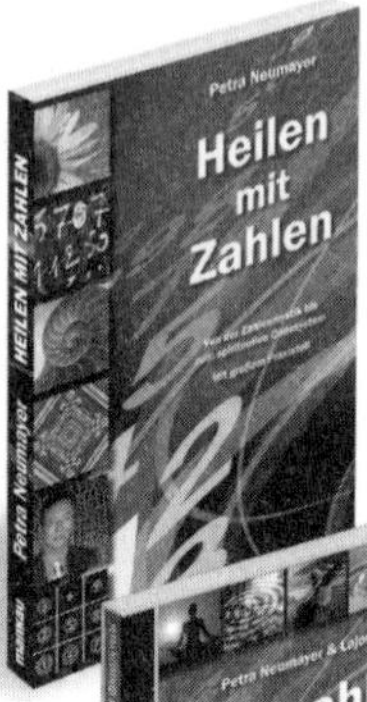

Petra Neumayer
Heilen mit Zahlen
Von der Zahlenmystik bis zum spirituellen Codesystem. Mit großem Praxisteil
16,95 € (D) / 17,50 € (A)
ISBN 978-3-86374-013-9

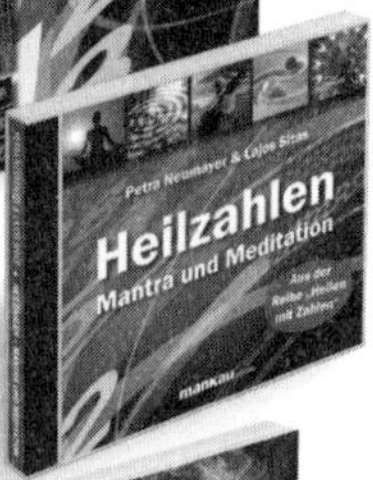

Petra Neumayer
Heilzahlen – Mantra und Meditation (Audio-CD)
San San Heilzahlenmantra und Meditation: Einweihung in die neun Hallen der Erkenntnis
UVP 12,95 € (D/A)
ISBN 978-3-86374-055-9

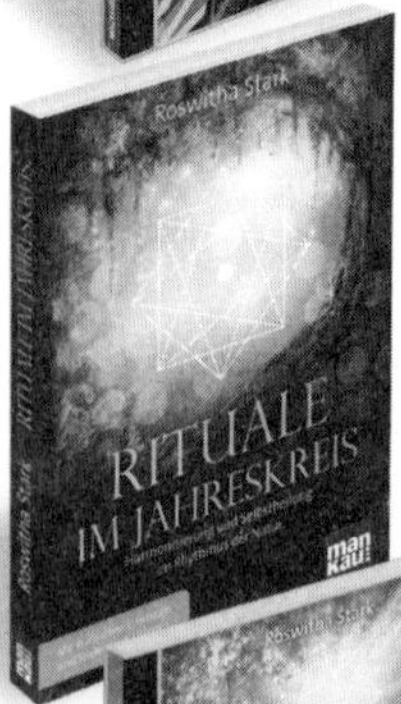

Roswitha Stark
Rituale im Jahreskreis
Harmonisierung und Selbstheilung im Rhythmus der Natur. Mit kraftvollen Symbolen und Seelenmeditationen
15,95 € (D) / 16,50 € (A)
ISBN 978-3-86374-573-8

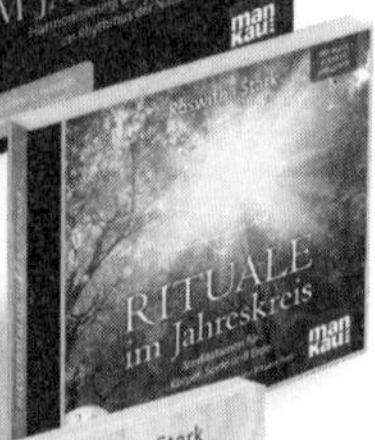

Roswitha Stark
Rituale im Jahreskreis (Hörbuch)
Meditationen für Körper, Seele und Erde. Hörbuch mit Einführung in die Ritualarbeit
UVP 15,– € (D/A)
ISBN 978-3-86374-189-1

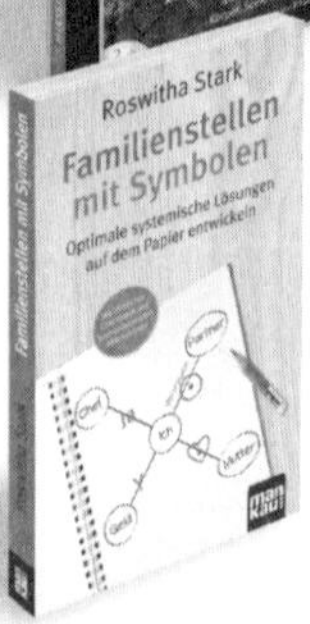

Roswitha Stark
Familienstellen mit Symbolen
Optimale systemische Lösungen auf dem Papier entwickeln
16,95 € (D) / 17,50 € (A)
ISBN 978-3-86374-471-7

Symbolregister

(Abkürzungen: StNH = Strichcode der Neuen Homöopathie; SHG = Symbol der Heiligen Geometrie; SW = Symbol aus aller Welt)

Sachregister

Bücher, die den Horizont erweitern

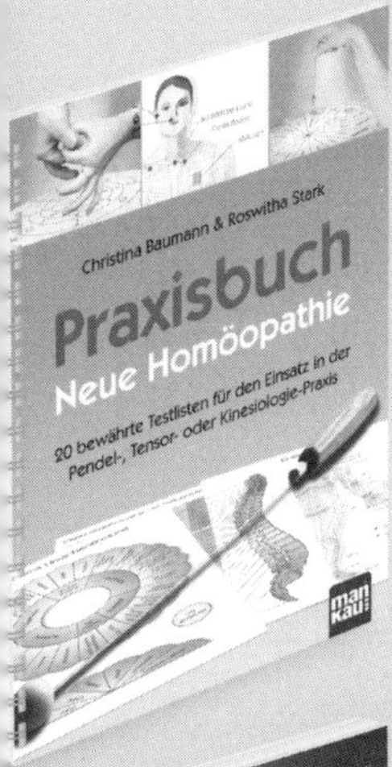

Christina Baumann / Roswitha Stark

PRAXISBUCH NEUE HOMÖOPATHIE

20 bewährte Testlisten für den Einsatz in der Pendel-, Tensor- oder Kinesiologie-Praxis

34,95 € (D) / 36,– € (A)
ISBN 978-3-86374-106-8

Mit dem Praxisbuch erhalten alle Anwender der Neuen Homöopathie ein wertvolles und nützliches „Werkzeug" für die Selbstbehandlung und die therapeutische Praxis, aber auch Therapeuten und Berater, die mit Pendel oder kinesiologischen Testsystemen arbeiten. Sie verfügen in kompakter, übersichtlicher Form über die 20 wichtigsten Testlisten und Schautafeln, mit prägnanten und verständlichen Anleitungen, in langjähriger Praxis von Therapeuten und Beratern der Neuen Homöopathie entwickelt und erprobt. Die großformatigen Seiten sind farbig gestaltet, stabil, schmutzunempfindlich und abwaschbar – somit ideal für die tägliche Anwendung.

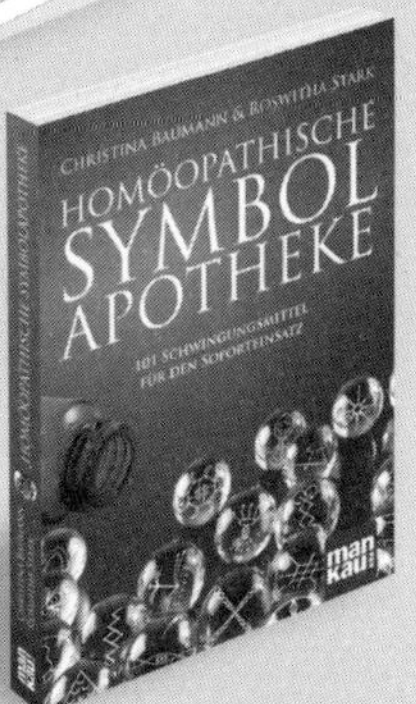

Christina Baumann / Roswitha Stark

HOMÖOPATHISCHE SYMBOLAPOTHEKE

101 Schwingungsmittel für den Soforteinsatz.
Mit beiliegendem A2-Plakat

19,90 € (D) / 20,50 € (A)
ISBN 978-3-86374-400-7

Die Klassische Homöopathie beruht auf dem bekannten Prinzip, „Ähnliches durch Ähnliches" zu heilen. Vor allem in den höheren Potenzen ist die Ausgangssubstanz dabei chemisch nicht mehr nachweisbar, die Mittel bestehen praktisch nur noch aus reiner „Schwingungsenergie". Deren Frequenz kann aber nicht nur durch Globuli, sondern auch durch Farbe, Klang oder – wie in diesem Buch – durch kraftvolle Symbole und Zeichen vermittelt werden.

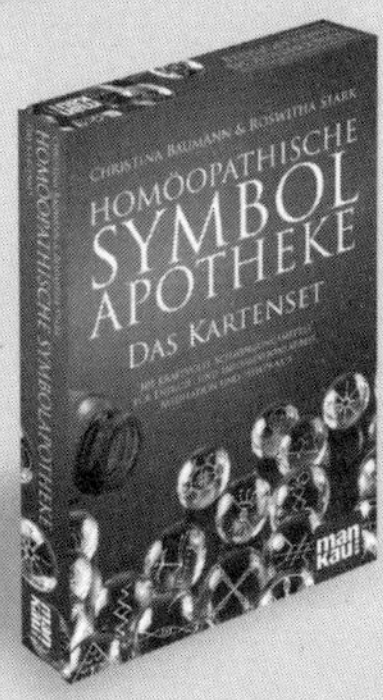

Christina Baumann / Roswitha Stark

HOMÖOPATHISCHE SYMBOLAPOTHEKE. DAS KARTENSET

101 kraftvolle Schwingungsmittel für Energie- und Informationsarbeit, Meditation und Heilpraxis

24,95 € (D) / 25,70 € (A)
ISBN 978-3-86374-464-9

Das Set enthält folgende Karten:

- 70 klassische homöopathische Mittel, z. B. Aurum und Hypericum
- 20 Aminosäuren, z. B. Arginin, Lysin, Glutamin und Histidin
- 11 Sondermittel, z. B. Algen, Enzyme, negative Ionen und Erde
- 10 Testkarten, u. a. für die Potenzierungsstufen D, C und LM

Ein wunderbares Werkzeug für die Energie- und Informationsarbeit!